生殖医学培训基地培训教材

公益性行业科研专项（201402004）成果

生殖医学培训基地
体外受精－胚胎移植实验室基本技能培训教材

主　编　乔　杰　刘　平

副主编　廉　颖　王晓红　冒韵东

U0197405

北京大学医学出版社

SHENGZHI YIXUE PEIXUN JIDI TIWAISHOUJING-
PEITAIYIZHI SHIYANSHI JIBEN JINENG PEIXUN JIAOCAI

图书在版编目（CIP）数据

生殖医学培训基地体外受精-胚胎移植实验室基本技能培训教材 / 乔杰，刘平主编 . —北京：北京大学医学出版社，2020.1

ISBN 978-7-5659-2115-5

Ⅰ.①生…　Ⅱ.①乔…②刘…　Ⅲ.①生殖医学—技术培训—教材Ⅳ.① R339.2

中国版本图书馆 CIP 数据核字（2019）第 257097 号

生殖医学培训基地体外受精-胚胎移植实验室基本技能培训教材

主　　编：乔 杰 刘 平
出版发行：北京大学医学出版社
地　　址：（100191）北京市海淀区学院路 38 号　北京大学医学部院内
电　　话：发行部 010-82802230；图书邮购 010-82802495
网　　址：http：//www.pumpress.com.cn
E － mail：booksale@bjmu.edu.cn
印　　刷：中煤（北京）印务有限公司
经　　销：新华书店
策划编辑：白 玲
责任编辑：刘 燕　责任校对：靳新强　责任印制：李 啸
开　　本：710 mm × 1000 mm　1/16　印张：8　字数：103 千字
版　　次：2020 年 1 月第 1 版　2020 年 1 月第 1 次印刷
书　　号：ISBN 978-7-5659-2115-5
定　　价：60.00 元

本书由

北京大学医学出版基金资助出版

主编介绍

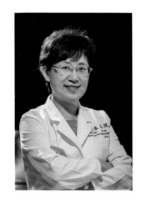

乔杰，中国工程院院士，北京大学第三医院院长。现任国家妇产疾病临床医学研究中心主任，中国女医师协会会长，健康中国行动推进委员会专家咨询委员会委员，中国医师协会生殖医学专业委员会主任委员，中华医学会妇产科学分会委员会副主任委员，Human Reproduction Update 中文版主编，《NEJM 医学前沿》特聘顾问等。

乔杰多年来一直从事妇产及生殖健康相关临床与基础研究工作，领导团队不断揭示常见生殖障碍疾病的病因及诊疗策略、创新生育力保存综合体系，并从遗传学和表观遗传学的角度对人类早期胚胎发育机制进行了深入的研究。在此基础上，开发新的胚胎基因诊断技术，为改善女性生育力以及防治遗传性出生缺陷做出了重要贡献，大力推动了我国女性生殖健康科研事业发展。带领北医三院团队每年诊治疑难不孕患者 60 万人次。作为第一或责任作者在 Lancet、Science、Cell、Nature、JAMA、Nature Medicine、Nature Genetics 等国际顶尖知名杂志发表 SCI 文章 211 篇。

主编介绍

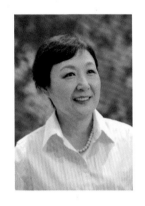

刘平，医学博士。北京大学第三医院生殖医学中心主任医师，2003—2018年内担任北京大学第三医院生殖医学中心副主任和常务副主任，负责临床和胚胎实验室医疗业务管理。现任中华医学会生殖医学分会副主任委员，胚胎实验室学组副组长，中国妇幼健康研究会生殖内分泌专业委员会副主任委员，中国优生科学协会生殖医学与生殖伦理学分会副主任委员。

刘平教授长期从事生殖医学和辅助生殖胚胎实验室技术研发和建设，亲自参加了中国大陆辅助生殖技术的开创性工作，是大陆首例试管婴儿和冻融胚胎试管婴儿等临床和实验室技术的主要研发和实施者，参与和见证了三十多年来我国大陆生殖医学从起步发展到整体国际领先的全部历程。近年来重点开展辅助生殖中的着床前胚胎遗传诊断和对遗传性疾病在生殖过程中的阻断的临床研究探索。

作者名单（按姓名汉语拼音排序）

毕星宇　山西省妇幼保健院

蔡　炳　中山大学附属第一医院

董云巧　广东省妇幼保健院

董志辉　江西省妇幼保健院

冯贵雪　广西壮族自治区妇幼保健院

顾亦凡　中信湘雅生殖与遗传专科医院

黄荷凤　上海交通大学医学院附属国际和平妇幼
　　　　保健院

黄　锦　北京大学第三医院

李　博　空军军医大学唐都医院

李军生　北京大学第三医院

李　蕾　四川大学华西第二医院

李　明　北京大学第三医院

李明颖　云南省第一人民医院

廉　颖　北京大学第三医院

梁珊珊　上海市第一妇婴保健院

林　戈　中信湘雅生殖与遗传专科医院

林胜利　北京大学第三医院

刘　平　北京大学第三医院

冒韵东　南京医科大学第一附属医院

乔　杰　北京大学第三医院

任新玲　华中科技大学同济医学院附属同济医院

任秀莲　北京大学第三医院

石碧炜　浙江大学医学院附属妇产科医院

宋文妍　郑州大学第一附属医院

王晓红　空军军医大学唐都医院

徐艳文　中山大学附属第一医院

严正杰　南京医科大学第一附属医院

杨凌云　浙江大学医学院附属邵逸夫医院

余　兰　首都医科大学附属北京妇产医院

章汉旺　华中科技大学同济医学院附属同济医院

章志国　安徽医科大学第一附属医院

赵　静　新疆医科大学第一附属医院

郑晓英　北京大学第三医院

庄新杰　北京大学第三医院

序

　　医学是一门特殊的学科，它关乎着人类的生命健康和安宁。生殖健康不但关系到个人自主生育权的实现和家庭幸福，甚至关系到国家人口素质的提高和社会的安定和谐。然而，社会经济发展造成的巨大压力使人类的生育力受到了不良影响。因此，生殖医学越来越受到社会和各界的广泛重视。

　　生殖医学是近 30 余年发展起来的一门新兴学科。在生殖健康医疗体系逐渐发展和完善的大背景下，我国的生殖医学蓬勃发展，并迅速与国际接轨。生殖医学主要涉及生殖健康相关领域疾病的预防与治疗，不但涵盖了育龄期女性常见的妇科内分泌疾病及不孕相关生殖道疾病的诊断与治疗，也涉及男性生殖调控及不育相关病因的诊治，特别是辅助生殖技术的应用。这一学科已成为研究人类生殖过程和结果为目的的综合性医学学科，范围涉及分子生物学、细胞生物学、组织胚胎学和免疫学等基础医学，以及妇产科学、男科学、内分泌学和外科学等临床医学，同时包括了心理学和伦理学等人文学科。

　　经过近半个世纪的努力，生殖医学及生殖相关疾病已得到了深入的研究并取得了丰硕的成果。但是，目前不孕不育疾病的发病率高达 10%~15%，并具有病因学机制复杂、涉及学科广泛、诊疗难度大以及多学科相互融合的特点。因此，凡从事生殖医学相关疾病诊治的临床医生及实验室技术人员都需要经过专业培训。然而，当前对生殖医学专科医生的培训仍未建立规范的体系，因此，尽快促进并建立生殖医学系统化的教育培训体系具有重要的意义。

　　"生殖医学培训基地培训教材"丛书分为两本——《生殖医学培训基地体外受精-胚胎移植实验室基本技能培训教材》和《生殖医学培训基地临床技能培训教材》。本丛书旨在为辅助生殖技术培训基地和从事相关技术的人员提供辅导培训教材，主要涵盖生殖医学的基本理论知识和基本技术操作规范。本丛书内容全面但不繁杂，有助于提高相关医生的临床能力，规范技术操作。

感谢本丛书的每一位编者在繁忙的工作之余，不辞劳苦，参与编写工作。我们相信本套教材不仅能成为住院医师及专科医生规培的教材，也一定会成为陪伴生殖医学临床医生及辅助生殖实验室技术人员终身的良师益友。

乔 杰

2019 年 10 月于北京大学第三医院

前　言

　　体外受精 - 胚胎移植（in vitro fertilization and embryo transfer, IVF-ET）技术是直接操作人类配子和胚胎，进行体外受精和胚胎培养，然后将胚胎转移回母体子宫，实现成功妊娠和生育的特殊的临床专业技术，旨在治疗各种生殖障碍性疾病引起的不孕不育。

　　IVF-ET 技术是从 20 世纪末发展起来的。我国的辅助生殖技术起步于 20 世纪 80 年代。1988 年 3 月 10 日，在北京大学第三医院诞生了中国大陆首例试管婴儿。我国的辅助生殖技术在近十年内迅猛发展，这无疑是我国经济实力和医疗技术水平整体进步的体现。我国目前获得准入的辅助生殖技术医疗机构已经接近 500 家，并且有 10 家是由国家卫生行政部门批准的辅助生殖临床和实验室技术人员培训中心。IVF-ET 实验室是实施辅助生殖治疗的重要核心部门。随着辅助生殖医疗机构的增加，对 IVF-ET 实验室技术人员的需求也在急剧增加，培训工作亟待加强和规范。实验室技术人员到国家认可的有培训资质的生殖中心实验室完成 3~6 个月的进修培训，获得培训证书后，相当于拥有了合规的上岗证。培训中心内部的人才培养主要通过本实验室完成培训工作，由有经验的技术人员进行技术传授。

　　北京大学第三医院生殖医学中心是我国目前批准的 10 家辅助生殖技术培训中心之一。作为一个有资质接收进修人员的实验室，我们发现很大一部分进修人员缺乏实验室工作经验和相关知识背景，没有任何胚胎学实验基础，通过 3~6 个月或半年时间的进修难以达到独自承担辅助生殖实验室工作的目的。由于辅助生殖临床胚胎学实验室的工作较为繁忙，各项技术专业技巧性较强，再加上操作不当会影响临床结局，因此，进修人员以观察学习为主，并没有实操机会，仅能在实验室空闲时，在教师的指导下利用实验室设备和废弃标本进行有限的练习性操作。

　　在目前这种情况下，为了规范 IVF-ET 实验室技术的各项操作，为辅助生殖技术培养合格的实验室专业技术人员，建立健全辅助生殖技术的质控体系，在北京大学第三医院、山东大学附属生殖医院、中信湘雅生殖与遗传专科医院等二十三家辅助生殖医学治疗机构的合作和共同努力下，建立了 IVF-ET 模拟操作实验室。IVF-ET 模拟操作实验室也是作为公益性行业科研专项"人类辅助生殖技术质量控制体系建立的相关研究"的一部分。我们还组织项目内专家编写了《生殖医学培训基地实验室技能培训教材》，作为实验室技术培训时的操作指导手册。

本教材内容涵盖了培养液的准备、卵母细胞的收集、卵母细胞/胚胎的观察和转移、精子的准备、常规体外受精、胚胎移植以及胚胎冻融等多项 IVF-ET 实验室技术。本教材紧密结合模拟操作，为实验室技术人员提供了详细、全面的 IVF-ET 实验室基本技术的培训，建立了系统、规范化的 IVF-ET 实验室专业技术人员的培训体系和有效方法。我们由衷地希望本教材能够为培养高质量的 IVF-ET 实验室专业技术人员提供有价值的参考和帮助。

刘 平

2019 年 10 月

目　录

第一章 培养液的准备

一、培训目的

1. 了解体外受精 - 胚胎移植（in vitro fertilization-embryo transfer，IVF-ET）实验室常用培养液的种类及使用方法。

2. 熟悉 IVF-ET 实验室的基本仪器设备及耗材用具。

3. 掌握微滴培养皿的制备方法，建立无菌操作的概念并练习制备微滴培养皿。

二、培训内容

1. 仪器设备

（1）超净工作台（图 1.1）/IVF 工作站（图 1.2）。

（2）体视显微镜（图 1.3）。

（3）CO_2 培养箱（图 1.4）。

（4）电动移液器。

（5）移液器。

2. 耗材用具

（1）培养皿（图 1.5）。

（2）巴斯德吸管（图 1.6）。

（3）吸头（图 1.7）。

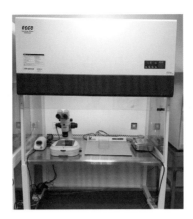

图 1.1　超净工作台（新加坡，ESCO ACB-6A1）

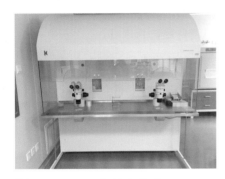

图 1.2　IVF 工作站（丹麦 K System L126 Dual）

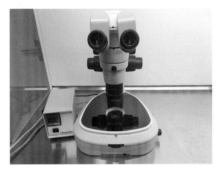

图 1.3　体视显微镜（日本，NIKON SMZ800，配有热台）

（4）无菌吸量管（FALCON，2 ml、5 ml 及 10 ml）（图 1.8）。

（5）一次性无菌枪头。

（6）吸管架（图 1.9）。

3. 试剂

（1）卵裂期胚胎培养液（如 G1，Vitrolife 等）。

（2）矿物油。

4. 培养液的种类及用途介绍

各种品牌系列的培养液名称不尽相同。具体成分及使用方法（是否

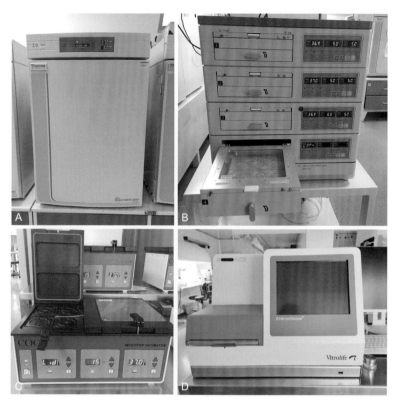

图 1.4 CO$_2$ 培养箱。A. 美国，THERMO 3131。B. 日本，ASTEC AD-3100。C. 澳大利亚，COOK-MINIC-1000。D. Time-Lapes 培养箱（丹麦 Vitrolife）

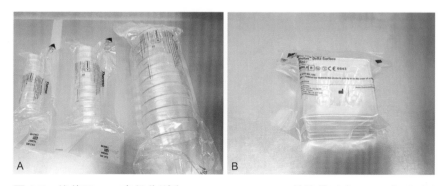

图 1.5 培养皿。A. 直径分别为 3 cm、6 cm、10 cm 的培养皿（NUNC）。B. 四孔培养皿（NUNC）

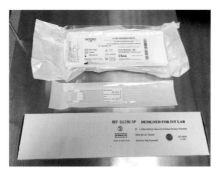

图 1.6　巴斯德吸管（Origio；Darwin）

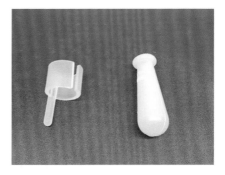

图 1.7　吸头。左为连接商品化胚胎转移管的吸头（硅胶，COOK），右为连接巴斯德吸管的吸头（硅胶，加藤）

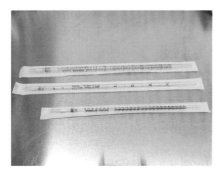

图 1.8　吸量管（FALCON）

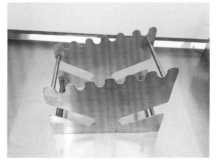

图 1.9　吸管架（不锈钢，定制）

需要添加人血清白蛋白以及添加的浓度，是否需要在 CO_2 培养箱内平衡等）请参考产品说明书。

（1）用于短时间的培养箱外配子及胚胎操作，使用前应预热至37 ℃。

①卵泡冲洗液：取卵时冲洗取卵针及卵泡。

②显微操作液：用于卵母细胞、胚胎及囊胚显微操作。

③添加了 Hepes 缓冲液的体外培养液。

（2）用于配子及胚胎在培养箱内较长时间的培养，使用前需要放置在 CO_2 培养箱内平衡至少 6 h，一般平衡过夜。根据培养液产品说明放

置于 CO_2 浓度为 5% 或者 6% 的培养箱内 [1]。

① 卵母细胞培养液：培养卵冠丘复合体（oocyte- corona-cumulus-complexes，OCCCs）至受精前。

② 精子处理液：用于精子的准备。

③ 卵裂期胚胎培养液：用于培养原核期至 D3 卵裂期胚胎。

④ 囊胚培养液：用于培养 D3 卵裂期胚胎至囊胚（D5/D6）。

⑤ 移植液：用于卵裂期胚胎或囊胚移植。

5. 常用培养皿的介绍

（1）无须盖油的培养皿：培养液上不覆盖矿物油（图1.10），例如，用于胚胎移植、胚胎冷冻或解冻的培养皿。

（2）盖油培养皿：培养液或培养液微滴表面需要覆盖矿物油，微滴可由不同种类液体按需组合，例如，用于卵母细胞或胚胎等的体外培养或显微操作的培养皿。

① 卵母细胞/胚胎培养皿：培养液/培养液微滴上覆盖矿物油，用于卵母细胞/胚胎的体外培养（图1.11、图1.12）。

② 显微操作皿：操作滴、精子滴和 PVP 滴上覆盖矿物油（图1.13），用于卵母细胞胞质内单精子注射等显微操作。

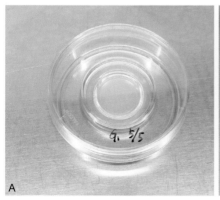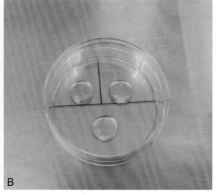

图1.10 无须盖油的培养皿。A.胚胎移植培养皿，B.胚胎冷冻培养皿

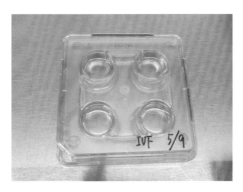

图 1.11　卵母细胞培养皿（可用于卵母细胞的体外培养及常规体外受精）

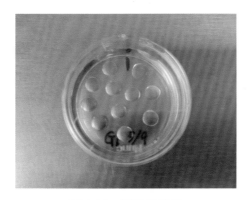

图 1.12　胚胎培养皿

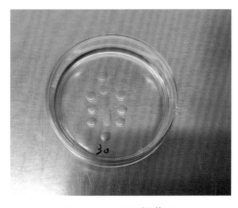

图 1.13　ICSI 操作皿

6. 配液及常用皿的制作训练

（1）演示配液及常用皿的制作。

① 指导老师按说明书演示说明配制并预处理培养液。

② 指导老师演示开放培养皿、微滴培养皿及卵母细胞胞质内单精子注射（intracytoplasmic sperm injection，ICSI）操作皿的制备。

（2）制皿操作训练：微滴培养皿的制备

① 使用移液器制皿练习（表 1.1）。

表1.1　使用移液器制皿练习

移液器制皿步骤	注意事项
消毒双手，开启超净工作台，打开培养皿包装，取出皿	手不得接触培养皿内表面；未使用完的培养皿应及时密封包装
配液前明确所需培养液的种类和数量	不使用过期的、包装损坏的、可疑污染的培养液及器皿
在培养皿盖上注明配液日期和试剂名称，在皿底标记起始微滴的位置	标识清晰、准确、简练
将移液器调至30 μl（或者规定刻度），装好一次性枪头	选择合适量程的枪头；枪头连接保证气密
打开培养液容器，吸取培养液	开瓶前核对培养液名称和保质期，检查外观有无异常；如需要添加蛋白质，需混匀；保证瓶内壁上无水凝滴；培养瓶盖口不得接触非无菌平面；将枪头浸入液面下即可吸取液体，不宜深入底部；除了枪头部分外，移液器不得接触培养液及皿内表面（为了保证无菌操作，建议先用巴斯德吸管将培养液从瓶中吸入培养皿内，再使用移液器从培养皿内吸取培养液）；开盖容器及枪头不得移出超净台

（续表）

移液器制皿步骤	注意事项
打开培养皿，从12点开始顺时针在皿外围做8个滴，中间3个滴	一只手打开皿盖，另一只手轻放成类圆形液滴。注意每滴间距，尽量不要相连
覆盖3 ml矿物油，盖好皿盖后放入培养箱	盖油深度必须没过液滴，但不能漫过皿壁。吸油及放油时注意流速，避免产生气泡或将液滴冲压变形。操作要迅速，尽量避免因培养液蒸发引起的渗透压改变

② 使用巴斯德吸管制皿练习（表 1.2 ）。

表1.2　使用巴斯德吸管制皿练习

巴斯德吸管制皿步骤	注意事项
消毒双手，开启超净工作台，打开培养皿包装，取出皿	手不得接触培养皿内表面；未使用完的培养皿及时密封包装
配液前明确所需培养液种类及数量	不使用过期的、包装损坏的、可疑污染的培养液及器皿
在培养皿上标明配液日期及试剂名称，在皿底标记起始微滴的位置	标识清晰、准确、简练
取无菌巴斯德吸管及吸头，装好置于吸管架上	注意吸头与巴斯德吸管连接气密
打开培养液容器，吸取培养液	开瓶前核对培养液名称和保质期，检查外观有无异常；如需要添加蛋白质，需混匀；保证瓶内壁上无水凝滴；培养瓶盖口不得接触非无菌平面；开盖容器及巴斯德吸管不得移出超净台
打开培养皿，从12点开始顺时针在皿外围做8个约30μl小滴，中间3个滴	一只手开皿盖，另一只手轻放成类圆形液滴；控制每滴液体量相近；注意每滴间距，尽量不要相连
覆盖3 ml矿物油，盖好皿盖后放入培养箱	盖油深度必须没过液滴，但不能漫过皿壁。吸油及放油时注意流速，避免产生气泡或将液滴冲压变形。操作要迅速，尽量避免因培养液蒸发引起的渗透压改变

三、考核

1. 操作考核表

培养皿的制备见表 1.3。

表1.3　培养皿的制备操作和考核表

评分项目	评分细则	得分
标识（10分）	配制日期清晰准确（5分）	
	试剂名称清晰准确（5分）	
时间（20分）	小于60 s（20分）	
	大于60 s（0分）	
外观（30分）	无气泡（10分）	
	无变形（10分）	
	盖油合适（10分）	
无菌操作（40分）	正确取用移液器具（10分）	
	正确开/盖培养皿盖（10分）	
	正确开/盖培养液瓶盖（10分）	
	避免经过开口容器上方（10分）	
总分		

考生签名＿＿＿＿＿＿＿＿　考官签名＿＿＿＿＿＿＿＿　考核日期＿＿＿＿＿＿

2. 理论考核（可多选）

（1）人类胚胎的最佳培养环境是由什么决定的[2]？

　　A. CO_2、O_2、温度、渗透压

　　B. 培养液、O_2、温度、渗透压

　　C. 培养液、温度、渗透压

　　D. 培养液、O_2、温度、渗透压、pH

（2）对培养液的描述正确的是：

    A．胚胎培养适宜的渗透压是 280 ~ 290 mOsm

    B．培养液中的能量物质包括乳糖、果糖和海藻糖

    C．维持培养液胶体渗透压的物质是氨基酸

    D．葡萄糖是卵裂期培养液中最重要的能量来源

（3）胚胎配液 pH 的范围 [3] 是：

    A．7.1 ~ 7.2

    B．7.1 ~ 7.3

    C．7.2 ~ 7.4

    D．7.4 ~ 7.6

（4）向培养液中添加庆大霉素的作用是 [4]：

    A．维持培养液的无菌环境

    B．预防细菌繁殖

    C．减慢细菌繁殖

    D．预防胚胎污染

    E．预防真菌繁殖

（5）OCCCs 不宜在 Hepes 缓冲液中放置过久是因为：

    A．无法长时间保持 pH 的稳定

    B．缺乏营养

    C．无法保证温度的稳定

    D．氧化呼吸作用受到抑制

    E．渗透压不合适

参考答案

（1）D

（2）A

（3）C

（4）ABCD

（5）A

参考文献

[1]　刘平, 乔杰. 生殖医学实验室技术. 北京: 北京大学医学出版社, 2013: 53.

[2]　刘平, 乔杰. 生殖医学实验室技术. 北京: 北京大学医学出版社, 2013: 40-43.

[3]　Swain JE. Optimizing the culture environment in the IVF laboratory: impact of pH and buffer capacity on gamete and embryo quality. Reprod Biomed Online, 2010, 21:6-16.

[4]　刘平, 乔杰. 生殖医学实验室技术. 北京: 北京大学医学出版社, 2013:30-31.

第二章 卵母细胞的收集

一、培训目的

1. 了解人卵母细胞收集的实验室操作流程及注意事项。

2. 熟悉人卵冠丘复合体（OCCCs）的形态结构。

3. 通过练习，在体视显微镜下准确识别小鼠卵冠丘复合体，掌握卵母细胞收集的操作方法。

二、培训内容

1. **仪器设备**

（1）超净工作台。

（2）热台和电加热试管架（图 2.1）。

（3）体视显微镜。

（4）倒置显微镜（图 2.2）。

（5）CO_2 培养箱。

2. **耗材用具**

（1）巴斯德吸管。

（2）吸头。

（3）培养皿。

（4）试管。

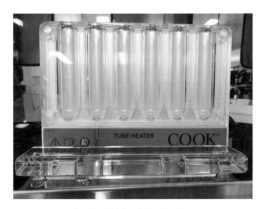

图 2.1　电加热试管架（澳大利亚，COOK）

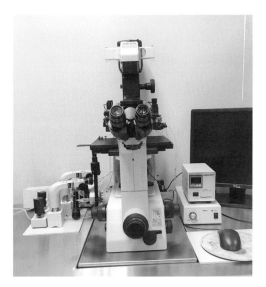

图 2.2　倒置显微镜（日本，NIKON TE300）

（5）吸管架。

（6）模拟患者姓名的标签。

3. **试剂**

（1）预先平衡过的体外受精培养液。

（2）体外操作缓冲培养液（Hepes 缓冲培养液或 G-MOPS 缓冲液等）。

4. 材料

小鼠 OCCCs。

5. 卵母细胞收集操作步骤简介

（1）捡卵前的各项准备工作

① 查阅病历：详细查阅病历，记录相关信息（如不孕原因、精液分析报告、卵泡数目、是否有传染性疾病以及 IVF 史等）。

② 培养液的准备：准备相关培养液（如体外受精培养液等），提前一天预平衡。

③ 物品的准备：在取卵手术开始前提前开启 IVF 工作站或超净工作台、热台及电热试管架，并检查其是否达到预设温度。检查显微镜工作状态是否良好，准备好操作相关用品（如试管、无菌巴斯德吸管及吸头、培养皿及患者姓名标签等）。

（2）术前手术室工作人员与患者核对患者的信息确认身份：包括患者夫妇双方姓名、照片、取卵日、取卵序号及手术组别等（图 2.3）。

（3）收集卵母细胞及培养

① 手术开始前，实验室人员与手术室工作人员核对患者的信息：包括患者夫妇双方姓名、取卵日期和取卵编号等，核对并准备好姓名

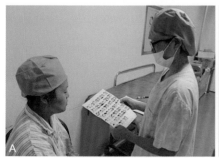
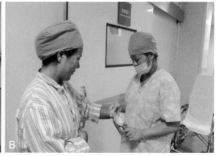

图 2.3 术前手术室人员与患者核对信息，确认身份

标签及实验室记录（图 2.4A、B）。

② 接收卵泡液，将卵泡液小心地倒入培养皿中。在体视显微镜下仔细辨认 OCCCs，将 OCCCs 收集到缓冲培养液中。在培养皿中洗涤数次后，放入受精培养液中（图 2.4C、D、E、F、G）。

③ 将患者姓名标签贴在培养皿盖上（图 2.4H），将培养皿放入 CO_2 培养箱中。

④ 清理台面。

⑤ 填写实验室记录。

（4）操作注意事项

① 应在超净工作台内完成操作。操作所用的一切试剂及器皿均应保持无菌，操作过程中保持无菌。操作前操作者应洗净双手并擦干，对可疑污染的任何试剂或器皿应立即弃用。

② 操作过程中尽量避免卵泡液溅出。如有溅出，标记后待操作完成后进行消毒处理。如操作过程中操作者不慎沾染卵泡液，应立即清洗并消毒。

③ 操作迅速，应将培养皿置于热台上，尽量减少温度、pH 及渗透压的波动。

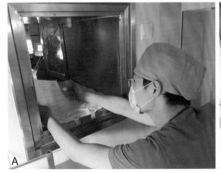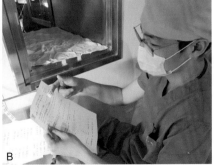

图 2.4 人卵母细胞的收集。A. 实验室人员与手术室人员核对患者的信息。B. 对照实验室记录核对姓名标签

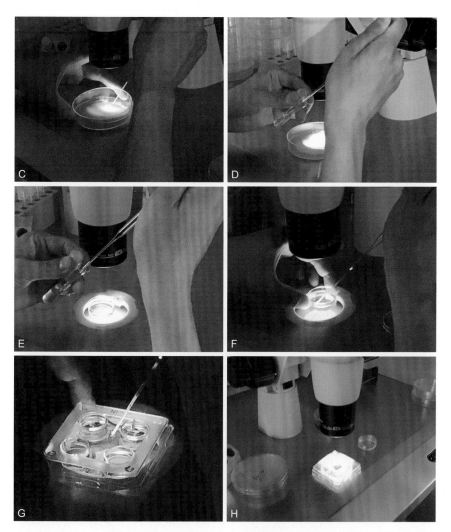

图 2.4（续） C. 将卵泡液倒入直径为 10 cm 的培养皿内，在体视显微镜下寻找 OCCCs。D. 将 OCCCs 转入预热至 37 ℃的体外操作缓冲液内，置于 37 ℃的加热试管内暂时储存。E、F. 待卵泡穿刺完毕后将体外操作液内的 OCCCs 转移至预先平衡好的受精培养液内洗涤。G. 将 OCCCs 转入四孔培养皿内洗涤后培养。H. 在四孔培养皿上贴上患者姓名标签，并置于 CO_2 培养箱内培养

④ 一位患者的操作结束后彻底清理台面。丢弃这位患者使用过的所有耗材（如巴斯德吸管、装载过卵泡液的培养皿、临时装载过OCCCs 的试管等）及废弃标本（如卵泡液）。清理完毕后方可进入对另一位患者的操作。严禁在同一台面上同时进行不同患者的操作。

⑤ 所使用的耗材和试剂均为无菌并一次性使用，不可重复使用。

6. OCCCs 的形态辨识（图 2.5）

（1）结合图片，通过视频讲解小鼠及人 OCCCs 的形态结构。

（2）在体视显微镜和倒置显微镜下观察小鼠 OCCCs。

7. 卵母细胞的收集模拟操作培训

（1）指导老师演示

① 将小鼠的 OCCCs 收集到培养皿中。

② 在体视显微镜下辨认并吸出 OCCCs。

③ 将 OCCCs 收集到缓冲培养液中。在洗卵皿中洗涤数次后，放入受精培养液中，贴标签，放入 CO_2 培养箱中培养。

（2）学员操作练习，重复指导老师的演示步骤。

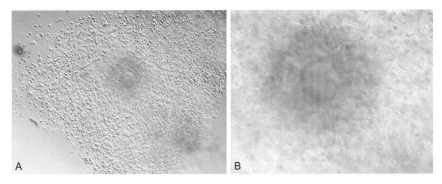

图 2.5　人 OCCCs。A×40。B×200

三、考核

1. 操作考核

小鼠OCCCs收集的操作考核,考核学员的操作步骤是否清晰,计算所用时间及OCCCs的回收率并进行记录(表2.1)。收集5个OCCCs的时间不能超过3 min,连续2次练习,漏掉1个卵扣5分,95分为合格。

表2.1 小鼠OCCCs收集考核表

	操作步骤清晰,注意无菌操作（10分）	是否在规定的操作时间内完成（10分）	回收率（25分）	标识是否清楚（5分）	得分
1					
2					
总分					

考生签名＿＿＿＿＿＿＿＿考官签名＿＿＿＿＿＿＿＿＿考核日期＿＿＿＿＿＿＿＿

2. 理论考核(可多选)

(1)取卵手术时,负压泵应该设置多大负压[1]?

A. 70～90 mmHg

B. 75～97.5 mmHg

C. 100～120 mmHg

D. 150～195 mmHg

(2)取卵过程中尽量保持卵母细胞处于37 ℃环境中,是因为:

A. 温度波动诱发透明带硬化,影响受精

B. 尽量模拟体内环境,减少温度波动对卵母细胞的不利影响

C. 卵母细胞的纺锤体对温度变化非常敏感

D. 低温会使卵母细胞的纺锤体解聚

（3）哪种方法可以更好地避免手术抽吸出的卵泡液温度丢失？

A. 用手握紧收集管保温

B. 使用加热试管架保温

C. 使用恒温水浴保温

D. 在收集管内预先装载预热的培养液，并放在加热试管架内保温

（4）对人OCCCs的描述，**不正确**的是

A. 卵丘细胞可在卵母细胞发育的过程中为其提供营养

B. 成熟卵母细胞的放射冠呈放射状

C. 成熟卵母细胞的卵丘颗粒细胞排列紧密，紧紧地包围着卵母细胞

D. 卵母细胞最靠近透明带的卵丘细胞称为放射冠

（5）收集OCCCs时应注意：

A. 为了避免标本混淆，一位患者操作完成后应彻底清理台面，方能进行下一位患者的操作

B. 由于体外操作缓冲培养液有保持pH稳定的能力，所以OCCCs在缓冲液中放置的时间长短并不重要，关键是保证温度

C. 操作过程中如发现有卵泡液溅出，应立即用75% 乙醇消毒台面

D. 为了尽量减少温度、pH以及渗透压的波动，操作应尽量迅速

参考答案

（1）C

（2）BCD

（3）D

（4）C

（5）AD

参考文献

[1]　乔杰.生殖医学临床诊疗常规.北京: 人民军医电子出版社,2013: 176.

第三章　卵母细胞/胚胎的观察和转移

一、培训目的

1. 了解人卵母细胞／胚胎转移所需的实验室用具及使用方法。

2. 熟悉并练习自制卵母细胞／胚胎转移管的制备方法。

3. 通过练习，熟练掌握卵母细胞与胚胎转移的操作方法及注意事项。

二、培训内容

1. 仪器设备

（1）体视显微镜。

（2）倒置显微镜。

（3）超净工作台 /IVF 工作站。

（4）CO_2 培养箱。

2. 耗材用具

（1）培养皿。

（2）巴斯德吸管。

（3）胚胎转移管（商品化或自制）（图 3.1、图 3.2 ）。

（4）吸头。

（5）酒精灯。

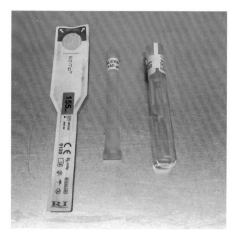

图 3.1　商品化胚胎转移管（RI，COOK，Vitrolife）

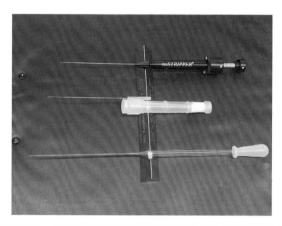

图 3.2　从上到下依次是两种商品化胚胎转移管和用巴斯德吸管拉制的胚胎转移管

（6）吸管架。

3. 试剂

（1）小鼠卵及胚胎培养液（CZB，Sigma；KSOM，Sigma 等）。

（2）体外操作液（M2，Sigma；G-MOPS plus，Vitrolife 等）。

（3）矿物油。

4. 培训材料

模拟胚胎或小鼠卵母细胞、卵裂期胚胎及囊胚。

5. 培训步骤

（1）人卵裂期胚胎转移管的介绍和制备练习。

1）人卵裂期胚胎转移管的介绍：内径为 150～200 μm，为商品化和自制。

2）练习用巴斯德吸管拉制胚胎转移管。

① 用巴斯德吸管拉制时，一只手持巴斯德吸管，将细的一端在酒精灯火焰上烤使之软化。软化后另一只手持镊子，夹住烘烤软化端，迅速向同侧拉伸，制备内径 150～200 μm 的吸管 [1]。

② 待温度冷却后，用砂轮将毛细玻璃管锯断，使细尖长度为 1～1.5 cm。注意使毛细玻璃管口平整。可将毛细管口在酒精灯火焰上稍微过一下，使管口平整光滑，如管口出现不规则的缺口或毛刺，会损伤卵母细胞和胚胎，应丢弃或再次拉制。

③ 将制备好的胚胎转移管放入灭菌盒中，高温灭菌（160 ℃ /180 ℃，2～4 h） [2]。

3）拉管练习注意事项

① 安全、正确地使用酒精灯。

② 注意内径适宜。

③ 管口平齐。

（2）卵母细胞 / 卵裂期胚胎转移的练习

1）在体视显微镜和倒置显微镜下观察培训材料（模拟胚胎或小鼠的卵母细胞 / 胚胎）。

2）在同一培养皿的不同培养液滴间转移培训材料。洗涤数次后，将其放入指定培养液滴中。可使用商品化的胚胎转移管或自行拉制的玻璃吸管和吸头，不推荐使用口吸管。

3）将培训材料在不同培养皿之间进行转移，放入指定培养皿液滴中。

4）注意事项

① 注意无菌操作，即在转移过程中避免转移管尖端碰触培养皿外任何非无菌的区域。

② 每次吸取培训材料前都要先吸取适量培养液，避免在吹吸过程中出现气泡，丢失材料。

（3）囊胚转移的练习

① 观察囊胚的形态并拉制或挑选内径适宜的胚胎转移管。

② 练习在一个培养皿的不同滴内和在不同培养皿之间转移囊胚。

③ 注意事项：同卵母细胞 / 卵裂期胚胎转移的练习。

三、考核

1. 显微镜的使用

在体视显微镜和倒置显微镜下迅速、准确找到观察对象，100 分为合格（表 3.1）。

表3.1　显微镜的使用考核表

评分项目	评分细则	分值	得分
在体视显微镜下准确找到观察对象	准确找到观察对象，视野清晰	25分	
	小于60 s	25分	
在倒置显微镜下准确找到观察对象	准确找到观察对象，视野清晰	25分	
	小于60 s	25分	
总分			

考生签名＿＿＿＿＿＿＿考官签名＿＿＿＿＿＿＿考核日期＿＿＿＿＿＿＿

2. 胚胎转移管的制备

用巴斯德吸管手工拉制胚胎转移管，100分为合格（表3.2）。

表3.2　人卵裂期胚胎转移管的制备考核表

评分项目		评分细则	分值	得分
能安全、正确使用酒精灯		安全措施	20分	
		酒精浓度，酒精量	20分	
卵裂期胚胎转移管的拉制		内径合适（150~200 μm）	20分	
		长短合适（1~1.5 cm）	20分	
		管口平齐	20分	
总分				

考生签名_____考官签名_____考核日期_____

3. 模拟胚胎及小鼠卵母细胞的转移

用自制或商品化的胚胎转移管转移模拟胚胎及小鼠卵母细胞。在1号皿中转移5次：滴1→2→3→4→5，转移至2号皿。在2号皿内转移5次：滴1→2→3→4→5。95分为合格（表3.3）。

表3.3　模拟胚胎及小鼠卵母细胞的转移考核表

评分项目	是否在1 min内完成（5分）	无材料丢失（5分）	动作规范（5分）	做到无菌操作（5分）	得分
模拟胚胎转移1					
模拟胚胎转移2					
小鼠卵母细胞的转移1					

（续表）

评分项目	是否在1 min内完成（5分）	无材料丢失（5分）	动作规范（5分）	做到无菌操作（5分）	得分
小鼠卵母细胞的转移2					
小鼠卵母细胞的转移3					
总分					

考生签名＿＿＿＿＿＿＿＿＿考官签名＿＿＿＿＿＿＿＿＿考核日期＿＿＿＿＿＿＿＿＿

4. 理论考核（可多选）

（1）人类卵母细胞（包括透明带）的直径是多少?

A. 140 μm 左右

B. 120 μm 左右

C. 170 μm 左右

D. 200 μm 左右

（2）以下酒精灯使用注意事项正确的是：

A. 添加酒精时，酒精量不超过酒精灯容积的 2/3，不少于 1/4

B. 绝对禁止向燃着的酒精灯里添加酒精，以免失火

C. 绝对禁止用酒精灯引燃另一只酒精灯

D. 用完酒精灯后，必须用灯帽盖灭，不可用嘴吹熄火焰

（3）在不同的培养皿间转移卵母细胞时应注意以下哪些方面?

A. 挑选内径合适、管口平齐的转移管

B. 转移前先用培养液润洗转移管

C. 吸取卵母细胞前先吸一段培养液

D. 转移时始终在体视显微镜下观察

（4）在转移胚胎时应如何避免污染？

  A. 在超净工作台内进行操作

  B. 避免吸管尖端碰触培养皿以外的非无菌区域

  C. 为了避免吸管尖端碰触培养皿以外非无菌的区域，应打开超净工作台内的照明灯，这样看得更清楚

  D. 在使用商品化一次性胚胎转移管前，先查看其包装是否完整，是否在无菌使用期限内

（5）在胚胎转移时如何减少温度波动？

  A. 在转移胚胎时将培养皿放置在热台上

  B. 在培养滴上覆盖矿物油

  C. 为了避免温度丢失，转移时动作尽量快

  D. 为了减少温度丢失，将 IVF 工作站风机调至待机状态

参考答案

（1）A

（2）ABCD

（3）ABC

（4）ABD

（5）ABC

参考文献

[1]　刘平, 乔杰. 医学实验室技术. 北京: 北京大学医学出版社, 2013: 323-340.

[2]　[美]纳吉著. 小鼠胚胎操作实验手册. 孙青原, 陈大元主译. 北京: 化学工业出版社, 2006: 124-126.

第四章 精子的准备

一、培训目的

1. 了解 IVF-ET 实验室精子准备的临床操作步骤。
2. 熟悉精液常规分析的主要内容。
3. 掌握精液处理的常用方法和注意事项。

二、培训内容

1. 仪器设备

（1）超净工作台。

（2）Makler 精子计数板（图 4.1），血细胞计数板。

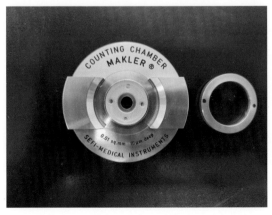

图 4.1 Makler 精子计数板，以色列

（3）生物显微镜。

（4）低速离心机。

（5）CO_2 培养箱。

（6）移液器。

2. 耗材用具

（1）巴斯德吸管。

（2）试管。

（3）吸头。

（4）试管架。

（5）吸管架。

（6）移液器枪头。

3. 培养液

精子处理培养液（如 G-IVF、G-GAMETE、SpermGrad，Vitrolife）。

4. 培训材料

临床废弃，且患者知情同意用于教学的精液标本及睾丸/附睾活检组织。

5. 临床步骤介绍

（1）精液的采集[1]

①精液采集前的准备：精液的采集时间应为禁欲 2～7 天后。在精液采集前一天换上干净的内裤，取精液前清洗双手和外阴。

②精液采集的场所：采集精液的房间应设在洁净区内，需要定期用紫外线照射，以减少因外界环境带来的精液污染的可能性。

③精液采集的注意事项：精液采集之前应该给予患者清晰的口头和书面的指导。在盛有精液的容器上应标有夫妇双方的姓名并要让患者确认信息准确无误。实验室人员收到精液样本时要与患者再次进行核对。

（2）精液常规分析。

（3）精液处理。

（4）睾丸和附睾精子的处理。

6. 精液分析操作的练习

可使用 Makler 精子计数板、改良 Neubauer 血细胞计数板及计算机辅助精子分析（computer-assistant sperm analysis，CASA）等方法进行精液分析。操作步骤为：

（1）肉眼观察：观察并在精液记录单上记录精液的外观（包括精液颜色、精液量、黏稠度和液化情况等）。

（2）显微镜初检：在生物显微镜低倍镜（×100）下观察标本的总体状态，可以大概评估精子密度和精子凝集情况。在高倍镜（×200 或 ×400）下可以观察精子的活力和形态。

（3）精子密度的测定（以 Makler 精子计数板为例）

① 将精液混匀，用巴斯德吸管或移液器滴一滴精液至计数室圆盘中央。盖上盖玻片并轻轻按压，使精液在圆盘上扩散至 10 μm 的薄层。

② 精子浓度过高的处理：可以先将精液浓度稀释或者固定。固定方法为将精子样本转移到试管中，然后将试管插入 50～60 ℃水浴中大约 5 min。

③ 把计数板放置于显微镜载物台上并计数（20× 物镜，10× 目镜）。在连续 10 个小格里对精子计数。数量代表了以百万每毫升为单位的浓度。在另外一列或两列里重复操作，以测定平均值。也可以选择用另外的 2～3 滴样品进行计数，以提高计数的可靠性。

④ 在精子密度较低的样本里，在整个格子区域进行计数，将所得的精子数除以 10 即可。

（4）精子活力的评估

① 评估标准介绍[2]

A.前向运动（PR）：精子主动地呈直线或沿一个大圆周运动，

　　　　不管其速度如何。

　　　　B. 非前向运动（NP）：所有其他非前向运动的形式，如以小圆
　　　　　　周泳动，尾部动力几乎不能驱使头部移动，或者只能观察到
　　　　　　尾部摆动。

　　　　C. 不活动（IM）：没有运动。

　　② 操作方法（以 Makler 精子计数板为例）

　　　　A. 在样品准备好 3～5 min 内进行活动性评价。

　　　　B. 计数 9 个或 16 个格内所有不动的精子。

　　　　C. 计数相同区域内能动的精子，并且评估移动等级。

　　　　D. 在格子内的另一个区域重复此过程，或检测另外 3～4 滴的样
　　　　　　品计算平均值。

　　（5）精子形态学分析（演示）：图片展示。

7. 精液处理的操作练习

　　以密度梯度离心法（density-gradient centrifugation）和上游法（swim
up）为例培训。

　　（1）密度梯度离心法（图 4.2）

　　① 按照培养液使用说明决定是否需要将培养液放于培养箱中预
平衡。

　　② 在对精液处理前吸取配制好的高密度梯度离心液加于圆底试管
底部，再将同体积的低密度梯度离心液轻轻地置于其上，在试管中可
见明显的界面分层。注意加液时应轻柔，保证液面无混淆。

　　③ 用吸管吸取液化的精液置于配制好的梯度液上，注意液面无混
淆，离心 300～400 g，15～20 min。

　　④ 将底部的精子沉淀离心洗涤 1～2 次。离心 200～300 g，4～10 min。

　　⑤ 用巴斯德吸管吸上清弃去，加培养液制成精子混悬液备用。

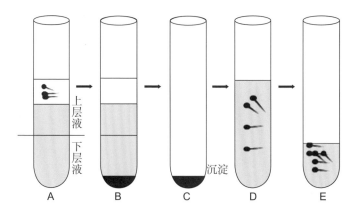

图 4.2　密度梯度法分离精子示意图。A.将精液置于配制好的梯度液上。B.离心。C.吸弃离心管上部的精浆和密度梯度液。D.转移精子沉淀至新的含有精液处理液的试管中。E.离心洗涤后加入适量培养液制成精子混悬液

（2）直接上游法

① 将 2 ml 培养液加入圆底试管，在试管底缓慢加入液化精液 1 ml。精液量较多时可用几支试管，使两层之间形成界面。

② 将试管倾斜 45°，置于培养箱内孵育 40～60 min。

③ 取出试管，吸出上清液的中上层呈云雾状的液体，移入离心管，离心 200～300 g，10 min，弃上清液，取精子团加培养液制成精子悬液备用。

④ 记录优选后的精子相关数据（体积、密度和活力）。

⑤ 将优选后的精子置于培养箱内直至受精。

（3）离心上游法（图 4.3）

① 向试管内加入 1.5 ml 培养液。

② 加入等量的精液，混匀。

③ 离心 300～500 g，10 min，吸出上清液，加 2 ml 培养液，离心 200～400 g，5～8 min。

④ 弃去上清液，沿管壁缓缓加入 1 ml 培养液。

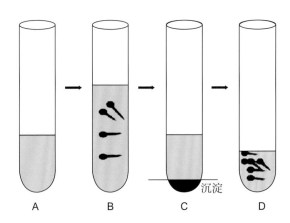

图 4.3 离心上游法分离精子示意图。A.准备好的培养液。B.加入精液后吹吸混匀。C.离心洗涤两次，吸去上清液后加入适量培养液上游。D.分离上游液

⑤ 将试管置于烧杯中，倾斜 45°，置于培养箱内上游 30～40 min。

⑥ 上游结束后，用巴斯德吸管吸出上游后的精子并置于一个新试管中，贴上姓名标签。

⑦ 记录优选后精子的相关数据（体积、密度和活力）。

⑧ 将分离后的精子置于培养箱内直至受精。

（4）注意事项

① 每一步操作均需核对精液杯、试管和吸管上的患者姓名。

② 使用后应即刻丢弃耗材。

③ 处理完一份标本后及时清理操作台。

④ 禁止在同一操作区域内同时操作多个样本，以避免样本混淆。

8. 睾丸和附睾精子处理的操作练习

（1）睾丸活检精子的处理练习

① 在体视显微镜下用 TB 针头将曲细精管撕开，剥离出里面的细胞（图 4.4）。

② 在倒置显微镜下观察（×200），练习寻找和辨认精子。

③ 离心（200~300g 10 min），弃上清，加入少量培养液混匀后放入 CO_2 培养箱内培养备用。

（2）附睾精子的处理练习

① 在倒置显微镜下观察（×200），练习寻找和辨认精子。

② 离心（200~300 g，10 min），弃上清，加入少量培养液混匀后放入 CO_2 培养箱内培养备用。

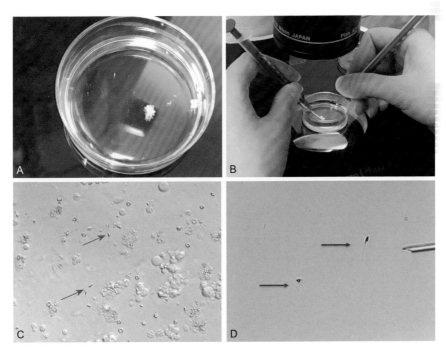

图 4.4　睾丸活检组织的处理。A. 将睾丸活检后的睾丸组织置于平衡好的受精培养液中。B. 在体视显微镜下用 TB 针头将曲细精管撕开，剥离出里面的细胞。C. 在倒置显微镜下观察（×200），红色箭头所指为精子。D. 从睾丸活检组织中挑选出来的精子（×200）

三、考核

1. **操作考核**

   采用密度梯度离心法处理精液，95 分为合格（表 4.1）。

2. **理论考核（可多选）**

   （1）精液的采集和处理注意事项包括：

       A. 精液采集前应与患者核对精液容器上的姓名无误

       B. 实验室接收精液时应与患者核对精液容器上的姓名无误

       C. 精液处理时每一步操作均应核对离心管和吸管上的姓名无误

       D. 取精困难的患者推荐同房取精

   （2）以下哪种类型的梯度液用于精子制备？

       A. 密度连续

       B. 密度梯度

       C. 高密度

       D. 低密度

   （3）以下哪种密度梯度离心分离精子的效果更好？

       A. 短时间，密度梯度大

       B. 长时间，密度梯度小

       C. 没有关系

       D. 取决于精子浓度

   （4）精液处理的目的在于

       A. 优选精子

       B. 去除精浆、白细胞和死精子

       C. 使精子获能

       D. 杜绝精液来源的细菌污染

表4.1　精子的准备操作考核表

准备培养液（10分）	加液正确，分层清晰（10分）	离心洗涤（10分）	精子悬液的制备（10分）	优选后精子的评估（10分）	有无核对（20分）	是否注意无菌操作（20分）	台面清理（10分）	得分

考生签名＿＿＿＿＿　　考官签名＿＿＿＿＿　　考核日期＿＿＿＿＿

（5）以下哪种离心管离心后精子沉淀的上游面积较大，更有利于精子上游？

    A. 依照离心机的型号而定

    B. 锥形管

    C. 圆底管

    D. 锥形管和圆底管均可，主要在于要倾斜放置

参考答案

（1）ABC

（2）B

（3）A

（4）ABC

（5）C

参考文献

[1] 刘平, 乔杰. 生殖医学实验室技术. 北京: 北京大学医学出版社, 2013: 60.

[2] 世界卫生组织著. 世界卫生组织人类精液检查与处理实验室手册. 国家人口和计划生育委员会科学技术研究所, 中华医学会男科学分会, 中华医学会生殖医学分会精子库管理学组译. 5版. 北京: 人民卫生出版社, 2016: 17.

第五章　常规体外受精

一、培训目的

1. 了解常规体外受精的概念及种类。
2. 熟悉常规体外受精的操作过程。
3. 掌握常规体外受精的操作方法及注意事项。

二、培训内容

1. **仪器设备**
   （1）超净工作台。
   （2）Makler 精子计数板 / 血细胞计数板。
   （3）生物显微镜。
   （4）体视显微镜。
   （5）CO_2 培养箱。
   （6）移液器。

2. **耗材用具**
   （1）巴斯德吸管。
   （2）试管。
   （3）吸头。
   （4）试管架。

（5）吸管架。

（6）移液器枪头。

（7）培养皿。

3. 培养液

（1）受精培养液。

（2）矿物油。

4. 培训材料

临床废弃，得到患者知情同意后用于教学的精液。

5. 常规体外受精操作

常规体外受精（conventional IVF）是指在体外将获得的卵母细胞和精子进行一系列处理之后，在合适的培养体系中使两者自主结合，完成受精形成受精卵的过程[1]。根据精卵共培养的时间长短，又将常规受精分为过夜受精和短时受精。过夜受精精卵共培养的时间通常为 16～20 h（需共培养过夜）。短时受精精卵共培养时间通常为 4～6 h，即在精卵共培养4～6 h 后，将卵母细胞从受精体系中转移出来，放入新的培养液中继续培养。

（1）加精时间：一般认为获卵后将卵母细胞培养 4～6 h 后进行常规受精。这段时间的体外培养可以使卵母细胞在体外充分成熟。由于取卵时间一般是在 hCG 注射后 36±2 h，所以常规受精的时间为 hCG 注射后 38～42 h。2001 年 Jacobs 对 881 例体外受精周期获卵后预培养时间与临床结局相关性进行了研究，hCG 注射后 36 h 获卵，hCG 注射后37～38 h、38～39 h、39～40 h、40～41 h 及大于 41 h 受精，各组受精率与胚胎质量相近，胚胎种植率与临床妊娠率没有统计学差异，虽然流产率在 37～38 h 组明显高于其他组，但持续妊娠率没有受到影响[2]。国内学者认为 hCG 注射后 39～40 h 受精的临床结局最优[3]。在中华医学会生殖医学分会 2017 年推出的专家共识中，推荐的加精时间为 hCG

注射后 38 ~ 40 h[4]。

（2）受精浓度和加精量：受精浓度指常规体外受精体系中前向运动精子的密度。受精浓度是一个宽泛的范围，可以是 10 万 ~ 50 万 / 毫升[5]。中华医学会生殖医学分会实验室学组专家共识中推荐的受精量为在 30 ~ 50 µl 的液滴内加精 5000 ~ 10 000 条，或在 1 ml 培养液内加精 15 万 ~ 30 万[4]。在此范围内，受精浓度可以根据原始精液的质量进行适当调整。加精量（体积）=(受精浓度 × 受精培养液体积)÷(制备好的精子密度 ×PR%)。

（3）加精：双人核对患者信息，混匀精子并取样，加入有 OCCCs 的受精培养液中。记录受精时间和加精量并签名。每个皿的加精时间应少于 1 min。

（4）在体视显微镜下观察并确认所有孔 / 滴均已完成加精过程，以免遗漏。

（5）注意事项

① 常规体外受精加精，需要保证加精时受精浓度适当（通常为 10 万 ~30 万 / 毫升）。避免浓度过高或过低对受精过程的影响。

② 遵循无误原则：加精时双人核对患者夫妇双方姓名以及取卵编

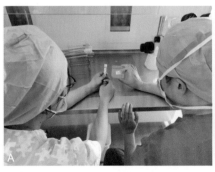
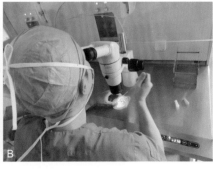

图 5.1　常规体外受精操作双人核对。A. 受精前双人核对装载精子与卵母细胞的试管和培养皿上的患者信息无误（包括患者夫妇双方姓名、取卵日期和取卵组别等）。B. 将优选后的精子加入培养卵母细胞的培养皿内

号等信息，以确保无误（图 5.1 ）(可借助电子核对系统如条码或芯片扫描等辅助双人核对)。

③加精完成后立即丢弃接触过精子的巴斯德吸管，以免误用。

④在每个步骤核对者都应起到监督和提醒的作用。

（6）培训记录见表 5.1。

三、考核

1. 操作考核

利用废弃精液标本制备的优选后精子作为材料，以受精浓度为 10 万 ~ 30 万 / 毫升为例计算加精量。完成受精操作过程。作为加精者获得 100 分为合格（表 5.2 ），作为核对者获得 100 分为合格（表 5.3 ）。

2. 理论考核（可多选）

（1）常规体外受精时间应该是：

　　A．取卵后 2 h

　　B．取卵后 1 ~ 2 h

　　C．注射 hCG 后 36 ~ 38 h

　　D．注射 hCG 后 38 ~ 42 h

（2）对于常规体外受精操作正确的描述是：

　　A．受精时应注意双人核对

　　B．应记录加精量和受精时间

　　C．加精浓度过高可对培养体系环境带来不利影响

　　D．电子核对系统的应用可以取代人工核对

（3）阻止多精受精的机制主要包括：

　　A．卵母细胞外围的颗粒细胞屏障

　　B．透明带反应

表5.1 常规体外受精操作培训记录表

培训内容	计算加精量（以受精浓度为10万~30万/毫升为例）	双人核对加精	丢弃使用过的加精管/枪头	显微镜下复查	填写记录
观察(示范)					
观察(示范)					
培训核对					
培训加精					

学员签名 _____ 指导教师签名 _____ 培训日期 _____

表5.2 常规体外受精操作考核记录表（加精者）

加精者考核内容	计算加精量是否准确	双人核对信息是否完全	是否丢弃使用过的加精管/枪头	是否在显微镜下复查	是否无菌操作	是否完成记录	总分
分值	20分	20分	20分	20分	10分	10分	100分
步骤得分							

考生签名 _____ 考官签名 _____ 是否合格 _____ 考核日期 _____

表5.3 常规体外受精操作考核记录表（核对者）

核对者考核内容 （核对者注意并监督）	双人核对信息是否完全	丢弃使用过的加精管/枪头	显微镜下复查	无菌操作	完成记录	总分
分值	20分	20分	20分	20分	20分	100分
步骤得分						

考生签名 _____ 考官签名 _____ 是否合格 _____ 考核日期 _____

C. 卵质膜反应

D. 皮质颗粒的释放

（4）根据国际共识，常规体外受精的 2 PN 率应不低于：

A. 40%

B. 50%

C. 60%

D. 80%

（5）对常规体外受精的多 PN 率的描述正确的是：

A. 取决于受精浓度

B. 取决于加精时间

C. 过高的加精浓度可能导致多 PN 率升高

D. 取决于精、卵共培养的时间长短

参考答案

（1）D

（2）ABC

（3）BCD

（4）C

（5）C

参考文献

[1] 刘平，乔杰. 生殖医学实验室技术. 北京：北京大学医学出版社，2013：71.

[2] Jacobs M, Stolwijk AM, Wetzels AMM. The effect of insemination/injection time on the results of IVF and ICSI. Hum Reprod, 2001, 16:1708-1713.

[3] 黄国宁. 体外受精-胚胎移植实验室技术. 北京：人民卫生出版社，2012：166-167.

[4] 中华医学会生殖医学分会第一届实验室学组. 人类体外受精-胚胎移植实验室操作专家共识(2016). 生殖医学杂志，2017，26:1-8.

[5] Santos MJ, Apter S, Coticchio G, et al. Revised guidelines for good practice in IVF laboratories (2015). Hum Reprod, 2016, 31(4): 685-686.

第六章　卵母细胞胞质内单精子注射

一、培训目的

1. 了解卵母细胞胞质内单精子注射（ICSI）技术的发展史及临床适应证。

2. 熟悉 ICSI 的设备和使用方法。

3. 掌握 ICSI 技术的操作步骤、方法和注意事项。

二、培训内容

1. 仪器设备

（1）显微操作系统。

（2）体视显微镜。

（3）CO_2 培养箱。

（4）超净工作台 /ICSI 工作站（图 6.1）。

2. 耗材用具

（1）显微操作针：分为持卵针（holding pipette）和注射针（injection pipette）。持卵针用来固定卵母细胞，是平端钝口的毛细微管，内径约为 20 μm，外径为 100 ~ 120 μm，尖端煅烧成 20°、25°、30° 及 35° 等以供选择。注射针内径为 5 ~ 7 μm，尖端锐利，用于制动及吸取精子，并实施单精子注射，角度同持卵针。

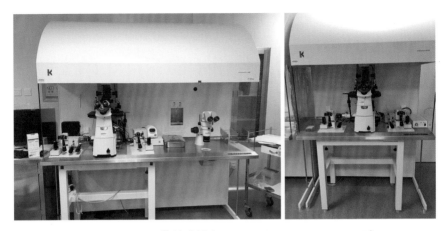

图 6.1　ICSI 工作站（丹麦 K-systerms L-126MP, L-124 ）

（2）巴斯德吸管。

（3）吸头。

（4）培养皿。

（5）吸管架。

（6）卵母细胞 / 胚胎转移管：内径为 150 μm 到 200 μm 不等（自制或商品化）。

（7）剥卵针：为内径 140 ~ 155 μm 的毛细吸管，用于去除人卵母细胞外的颗粒细胞（自制或商品化）。

3. 试剂

（1）体外操作培养液（G-MOPS 或 HEPES HTF 等）。

（2）透明质酸酶（80 IU/ml ）。

（3）PVP（5% ~ 7%，聚乙烯吡咯烷酮）。

（4）卵裂期胚胎培养液。

（5）矿物油。

4. 培训材料

（1）小鼠卵冠丘复合体（OCCCs ）。

（2）经患者知情同意用于教学的临床废弃精子标本。

5. ICSI 技术简介

体外受精 - 胚胎移植（IVF-ET）技术的开展不但解决了女性因素引起的不育，而且也解决了轻度少、弱精子症引起的不育。但是对于男方严重少、弱精子症引起的不育，人们最初并没有更好的解决办法。后来在 IVF 技术的基础上，人们尝试了多种方法帮助精子进入卵母细胞[1]。利用酸或酶类物质进行透明带钻孔（zona drilling，ZD）或者机械法局部透明带切割技术（partial zona dissection，PZD），将透明带开出孔洞，期望活力不好的有限数量的精子可以顺利进入透明带，与卵母细胞结合，并发生透明带反应，完成受精。这些实验虽然在小鼠上得到了很好的受精效率，但应用到人后结果令人失望。1988 年 Lanzendorf 等对人卵母细胞行 ICSI 后成功获得了受精卵。1992 年比利时的 Palermo 等首先报道了利用这一崭新技术获得了成功出生的婴儿[2]。至此，ICSI 技术在人类辅助生殖领域被迅速推广和应用，成为治疗男性因素不育患者最有效的治疗手段。在广东中山医科大学第一附属医院生殖中心于 1996 年诞生了我国第一例 ICSI 婴儿。目前 ICSI 受精方式在我国生殖中心 IVF 治疗周期中所占的比例为 40% 左右。

6. ICSI 技术的适应证

结合前卫生部的文件以及实际工作经验，ICSI 技术的适应证包括：

（1）严重的少、弱、畸形精子症。

（2）部分逆行射精的患者。

（3）外科手术获取精子（如无精子症，睾丸或附睾活检有精子）。

（4）既往 IVF 常规受精失败史。

（5）某些不明原因不孕。

（6）免疫性不育。

（7）特殊技术：PGT、IVM 和解冻卵。

7. 卵母细胞的准备

在进行 ICSI 之前，通过透明质酸酶消化结合机械法去除颗粒细胞，使卵母细胞"裸露"出来并进行显微注射。去除颗粒细胞的操作流程为：

（1）去除颗粒细胞通常在取卵 2 h 后进行。去除颗粒细胞后，对 M II 期的成熟卵母细胞进行 ICSI。

（2）操作皿的准备：在培养皿（例如 Falcon，1006）边缘制备大小为 150 μl 左右的透明质酸酶微滴，在其下方制备大小为 100 μl 左右的配子体外操作液微滴，放在热台上（图 6.2、图 6.3A）。

（3）去除颗粒细胞的操作步骤

①核对培养皿上患者夫妇双方的姓名，用巴斯德吸管吸取 3 ~ 5 个 OCCCs 置于透明质酸酶微滴中，反复吹吸至大部分卵丘颗粒细胞脱离，仅余周围少量颗粒细胞（图 6.3B、C、D）。

②用内径为 200 μm 左右的较粗胚胎转移管将卵母细胞移入配子体外操作液微滴中。

③先用内径为 150 ~ 200 μm 的胚胎转移管"粗拆"。

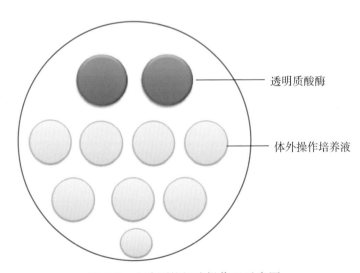

图 6.2 去除颗粒细胞操作皿示意图

透明质酸酶

体外操作培养液

④再换用内径依次由大到小（如 155 μm、145 μm，RI）的剥卵针连续轻柔地吹吸。边吹吸边更换新的液滴，直至脱去颗粒细胞，使卵母细胞"裸露"出来（图 6.3E、F）。

⑤最后将卵母细胞洗涤 3 ~ 5 次后移入已平衡好的卵裂期胚胎培养液中，洗涤数次后培养、备用（图 6.3G、H）。

⑥注意：卵母细胞在透明质酸酶中的浸泡时间不应超过 60 s。为了避免温度波动以及 pH 和渗透压的改变对卵母细胞带来的不利影响，应在热台上进行操作，并尽量减少体外操作的时间，建议单次体外操作时间每次小于 5 min，每次 < 5 枚卵。

⑦卵母细胞成熟度的评估

在形态学上根据第一极体是否排出，判断卵母细胞是否成熟。若观察到卵周隙内出现第一极体（first polar body，1 PB），则定义为 M Ⅱ期卵母细胞。此时的卵母细胞处于减数第二次分裂中期，为成熟的卵母细胞。只有成熟的卵母细胞才可用于 ICSI。如果卵母细胞处于生发泡期（germinal vesicle，GV）或生发泡破裂期（germinal vesicle breakdown，GVBD）即 MI 期，则这些卵母细胞尚未完成第一次减数分裂，未排出第一极体，属于未成熟卵，不能用来进行 ICSI。M Ⅱ期卵母细胞直到精子进入或其他刺激因素作用后，才排出第二极体，完成第二次减数分裂。如果没有受精，将维持在 M Ⅱ期并最终退化。极体排出情况只能代表卵母细胞的核成熟，并不能反映细胞质的成熟情况。各期卵母细胞形态见图 6.4 所示。

8. 显微操作系统的安装

（1）显微操作系统介绍：用于 ICSI 操作的设备为显微操作系统，由显微操作仪和倒置显微镜两部分组成（图 6.5）。

（2）安装与维护操作流程（介绍）

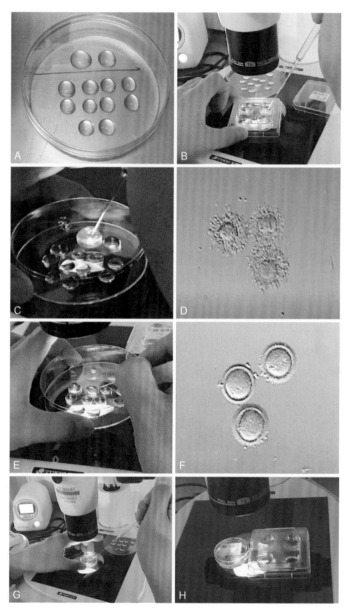

图 6.3 去除颗粒细胞的操作步骤。A. 去除颗粒细胞操作皿。B、C. 核对实验室记录及培养皿上的姓名，用巴斯德吸管将 OCCCs 从培养皿内转移至透明质酸酶内消化，使颗粒细胞松散。D. 经过透明质酸酶处理后的 OCCCS。E. 用内径逐渐缩小的毛细吸管机械剥离卵母细胞外的颗粒细胞。F. 去除颗粒细胞后"裸露"的卵母细胞。G、H.将卵母细胞转入卵裂期胚胎培养液中，洗涤数次后培养

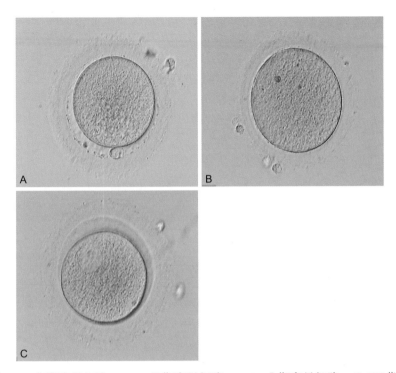

图 6.4　各期卵母细胞。A. M Ⅱ 期卵母细胞。B. M Ⅰ 期卵母细胞。C. GV 期卵母细胞

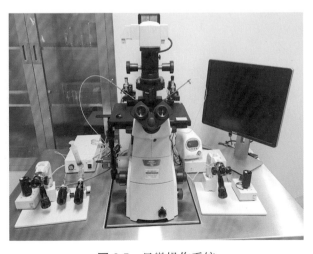

图 6.5　显微操作系统

1）指导老师介绍设备和工具的安装对 ICSI 操作的重要性。

2）指导老师介绍设备的开关和平时的保养。

3）在进行 ICSI 之前，对光线和座椅做合适的调节。

4）持卵针和注射针的安装（演示）

① 在安装持卵针和注射针之前，需调整注射器和操纵杆的位置。

② 根据针尖的角度，调整显微操作仪上装针槽的角度。

③ 油压型在排出油滴后装针，气压型直接装针。

④ 安装固定好操作针后，将注射针在 PVP 内吹吸，平衡后使用。

⑤ 调整好注射针，随后通过精子制动和反复吐吸精子，进一步调整注射针的角度，以确保注射针角度合适，气道通畅。

9. ICSI

（1）注射皿的准备（演示）：注射操作皿通常选用直径为 6 cm 的培养皿。中央（黄色）为 PVP（小滴约 20 μl，长滴约 40 μl），其周围数滴（蓝色）为配子体外操作培养液（约 20 μl），覆盖矿物油（图 6.6）。

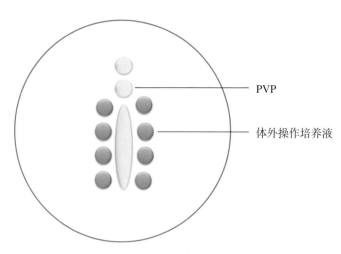

图 6.6 ICSI 注射皿示意图

（2）精子制动（演示）

1）加精

① 加精前双人核对患者姓名。

② 对极重度少、弱精子症及手术（如睾丸穿刺精子抽吸术，testicular sperm aspiration，TESA；显微外科睾丸切开取精术，microsurgical testicular sperm extraction，MESE）来源的精子，可直接将精子加入操作液滴内。

③ 其他精液标本：取微量上游后精子加入 PVP 微滴内。

2）精子选择

① 选择形态正常、头部无空泡的精子进行 ICSI。

② 对于极重度少、弱精子症及手术取精的标本，应尽量挑选活动的、形态正常的精子进行 ICSI。

3）精子制动

① 精子制动的意义：不仅在于捕捉精子，精子尾部细胞膜受损后，可以将精子内部的细胞因子释放到卵母细胞中，以利于卵母细胞的激活。

② 制动操作过程：用微调操纵杆将注射针抬起，然后放下操纵杆，用注射针按压住选好的精子尾部中段或以下，轻轻地划割尾部，使精子停止运动，以制动精子（图 6.7A、B）。

③ 精子制动过程中应避免碰触精子头部和颈部，以免损伤精子 DNA 和中心粒，影响受精和原核形成。

4）吸取精子：用注射针尖端轻轻拨动精子，使精子尾部指向注射针方向，调整注射针的位置，使注射针的开口斜面正对精子尾部尖端，但注意不要用针压住精子尾部。通过负压将精子自尾部轻轻吸入注射针（图 6.7C、D）。

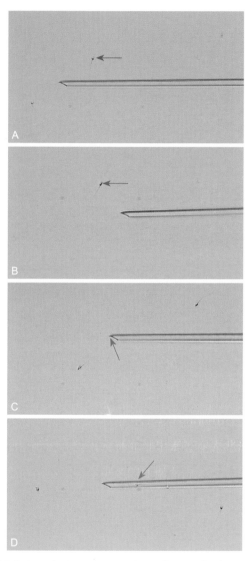

图 6.7 精子的制动及吸取（×200）。A.用注射针压住精子尾部（红色箭头指示精子）。B.轻划精子尾部，使其停止运动（红色箭头指示精子）。C.拨动精子，使其尾部朝向注射针尖（红色箭头指示精子尾部末端）。D.吸取精子（红色箭头指示精子）

10. 卵母细胞控制操作流程

（1）置卵：将废弃卵母细胞或小鼠卵置于 PVP 周围的配子体外操作液微滴内。

（2）卵母细胞的控制：用持卵针固定卵母细胞，将第一极体放置于 12 点或 6 点的位置（图 6.9A）。理论上第一极体应该与纺锤体相对，以此来避免在注射过程中损伤纺锤体。实际上，并不是所有卵母细胞的第一极体都与纺锤体相对。第一极体排出后，两者的位置有可能迁移，使第一极体和纺锤体并不相对。目前可以利用纺锤体双折射的特性，在偏振光显微镜下观察到纺锤体（图 6.8）。

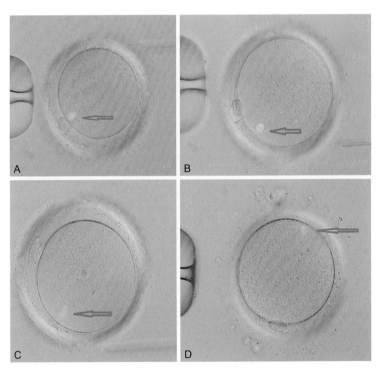

图 6.8　在纺锤体镜（OLYMPUS IX 73，×200）下观察人卵母细胞。A.纺锤体与第一极体相对。B、C、D.纺锤体和第一极体的位置发生了不同程度的偏移。红色箭头所指为纺锤体

11. 卵母细胞显微注射操作流程（图 6.9）

（1）调整微调操作杆，使极体、透明带及注射针处于同一平面上。

（2）使注射针的针尖位于卵母细胞的 3 点钟位置。微调注射臂和焦距，使卵母细胞膜和针尖清晰，使针尖轻轻抵在透明带边缘，将精子吹吐到针尖部位（图 6.9B）。

（3）轻轻地将注射针刺入卵母细胞。当针尖位置到达卵母细胞中部后开始缓慢地回吸卵胞质，观察到卵胞质迅速流入针管即吸破细胞膜，

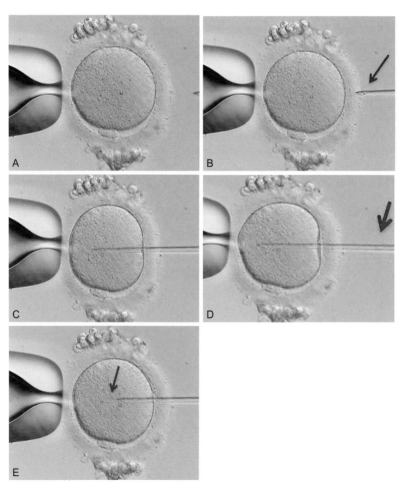

图 6.9　卵母细胞显微注射操作流程（×200）。红色箭头指示精子

将回吸的卵胞质和精子一起缓慢地吹吐回卵胞质内（图6.9C、D、E）。

（4）当精子进入卵胞质后拔出注射针，避免将过多PVP或操作液注射入卵母细胞。

（5）松开持卵针，释放卵母细胞。

（6）将ICSI后的卵母细胞及时移入卵裂期培养液内洗涤并培养，随后立即放入CO_2培养箱内。

（7）注意在每一次取出和放回卵母细胞时都应核对操作皿和卵母细胞培养皿上的患者夫妇双方姓名是否一致。

（8）完成记录。

12. 模拟操作练习

（1）在指导老师的指导下，完成设备安装及调试，3次。

（2）学员独立完成设备安装及调试，3次。

（3）在指导老师的指导下练习精子制动。

（4）在指导老师的指导下完成模拟卵母细胞显微注射过程，直至基本掌握显微注射技术，反复练习，直至1 min内能顺利完成1枚卵母细胞的注射。注意严禁异种受精，训练注射步骤时模拟吸取精子的步骤后，回吸，破膜注射即可。

三、考核

1. 操作考核

（1）装针，加精及精子制动操作考核，95分为合格（表6.1）。

（2）以小鼠MII期卵为材料，进行卵母细胞胞质内单精子注射操作考核，95分为合格（表6.2）。

表6.1 装针、加精及精子制动操作考核表

考核项目	正确安装调试操作针	加精子		无菌操作	正确对焦	洗针	精子制动		吸取精子	总分
		双人核对	加精量适当				位置正确	制动成功		
分值	10分	10分	10分	10分	10分	10分	10分	10分	20分	100分
得分										

考生签名 ＿＿＿＿＿ 考官签名 ＿＿＿＿＿ 是否合格 ＿＿＿＿＿ 考核日期 ＿＿＿＿＿

表6.2 卵母细胞胞质内单精子注射操作考核表

考核项目	加卵	持卵		注射		注射时间	总分
	双人核对	无菌操作	正确对焦	位置正确	回吸破膜适当	注射适当	1分钟/卵	
分值	10分	10分	10分	20分	20分	20分	10分	100分
得分								

考生签名 ＿＿＿＿＿ 考官签名 ＿＿＿＿＿ 是否合格 ＿＿＿＿＿ 考核日期 ＿＿＿＿＿

2. 理论考核（可多选）

（1）显微操作系统由以下哪几部分组成？

    A. 倒置显微镜

    B. 操作臂

    C. 控制器

    D. 热台

（2）进行 ICSI 时为什么要把控制器调至刻度中间？

    A. SOP 的要求

    B. 便于调节注射针的角度

    C. 便于在 x、y 和 z 轴方向移动注射针

    D. 便于物镜的转换

（3）显微注射时为什么要回吸细胞质？

    A. 为了将卵母细胞细胞膜吸破

    B. 为了有效地激活精子，促进精子核的去致密化

    C. 使精子进入卵母细胞内

    D. 为了有效地机械激活卵母细胞

（4）卵母细胞注射时应将极体放在几点位置？

    A. 12 点

    B. 3 点

    C. 9 点

    D. 6 点

（5）对于以下 ICSI 操作的描述正确的是：

    A. 在注射时应尽量避免将过多的 PVP 和操作液注入卵母细胞

    B. 精子制动时应避免损伤精子头部和颈部

    C. 在挑选精子时可以用低渗肿胀的方法检测精子是否存活

D. 着床前进行遗传学检查的患者需行 ICSI 是因为要保证受精率，得到更多的胚胎

参考答案

（1）ABCD

（2）C

（3）AC

（4）AD

（5）ABC

参考文献

[1] Catt JM. Intracytoplasmic sperm injection(ICSI)and related technology. Anim Reprod Sci, 1996, 42: 239-250.

[2] Palermo G, Joris H, Devroey P, *et al*. Pregnancies after intracytoplasmic sperm injection of single spermatozoon into an oocyte. Lancet, 1992, 340(8810): 17-18.

第七章 受精检查

一、培训目的

1. 了解人卵母细胞受精过程的相关知识。

2. 熟悉受精检查的判断标准和原理。

3. 掌握受精检查的操作方法，准确判断受精情况。

二、培训内容

1. **仪器设备**

（1）倒置显微镜。

（2）体视显微镜。

（3）CO_2 培养箱。

（4）超净工作台。

2. **耗材用具**

（1）巴斯德吸管。

（2）吸头。

（3）培养皿。

（4）吸管架。

（5）胚胎转移管。

3. 试剂

（1）卵裂期胚胎培养液。

（2）矿物油。

4. 培训材料

小鼠 OCCCs、小鼠精子和小鼠受精卵。

5. 培训师向学员讲解受精的生物学过程

6. 受精检查临床过程的介绍

7. 受精检查的培训

（1）检查受精的时间：通常在受精后 16～18 h 检查受精情况。卵母细胞胞质内单精子注射（ICSI）后受精卵原核形成的时间通常比常规受精早约 1 h[1]。D. Payne 等使用实时动态视频研究 ICSI 受精后发现，大多数正常受精 ICSI 卵在受精 8 h 后出现 2 PN[2]。

（2）常规受精后 OCCCs 的观察：在倒置显微镜下观察常规受精后 16~18 h 的 OCCCs。OCCCs 已在精子质膜携带的透明质酸酶的消化作用下分散。分散的颗粒细胞贴壁生长。在卵母细胞外仅余少量颗粒细胞包裹（图 7.1）。

（3）去除颗粒细胞：在体视显微镜下寻找受精卵。用内径为 145 μm（不小于 140 μm）的胚胎转移管轻柔地机械剥离包裹在"受精卵"

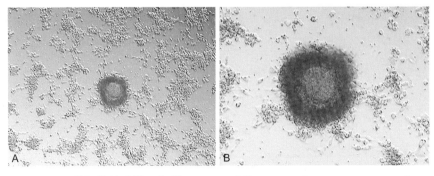

图 7.1 常规体外受精，加精 16~18 h 后的 OCCC。（A. × 40，B. × 200）

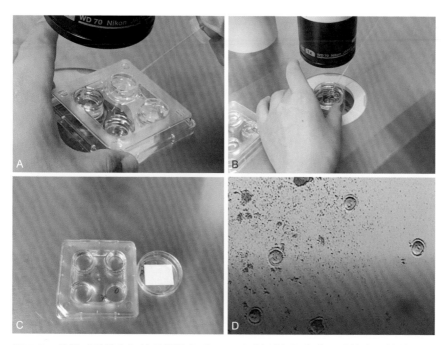

图 7.2 移除 "受精卵" 外的颗粒细胞。A. 机械剥离包裹在 "受精卵" 外的颗粒细胞。B、C. 将 "受精卵" 转移至胚胎培养微滴内。D. 移除颗粒细胞以后的 "受精卵"

外的颗粒细胞（图 7.2A），用 200~150 μm 的胚胎转移管将 "受精卵" 从受精培养皿转移至胚胎培养皿内，在不同的培养滴内清洗 3~5 次。贴好患者姓名标签（图 7.2B、C、D）

（4）检查受精：剥离颗粒细胞后，分别在体视显微镜和倒置显微镜下观察原核和极体的情况。

（5）受精评估：根据原核数量，分为正常受精（2 PN, two pronucleus）、0 PN(non-pronucleus)、1 PN(one-pronucleus)和多 PN 等，分别放置在不同培养滴内培养并做记录。

1）正常受精：即 2 PN 受精卵，在受精卵内可以见到 2 个原核和 2 个极体（极体可能完整或碎裂）[1]（图 7.3）。

2）0 PN：检查受精时没有看到原核形成和可见极体。大多数情况

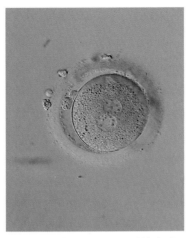

图 7.3　正常受精（2 PN）的受精卵（×200）

下为未受精的卵母细胞。但值得一提的是，一项对 22 038 枚受精卵进行的临床研究发现，在受精后 16～18 h 评估原核，有 8% 的受精卵原核消失[1]。所以未观察到原核的受精卵在其后也有可能发育到可利用的胚胎。2008 年 Burney 等报道了一例来源于 0 PN 的胚胎获得了正常妊娠[3]。因此，在没有正常受精胚胎的情况下，可以考虑移植 0 PN 来源的胚胎。

　　3）1 PN：“受精卵”内仅有 1 个原核和极体（图 7.4）。1 PN 胚胎形成的机制可能有以下几种：①孤雌激活，由于 ICSI 有更久、更复杂的体外操作程序，与常规 IVF 比较，ICSI-1 PN 胚胎更可能来源于孤雌激活。2003 年 Feng 等对 ICSI-1 PN 胚胎染色体进行的研究发现，仅有 10% 的胚胎含有 Y 染色体，暗示部分 ICSI-1 PN 的胚胎可能是由于孤雌激活形成[4]。②雄性原核形成障碍[5]。③雌性原核形成异常。④雌雄原核同时同区域形成核膜[6]。⑤雌雄原核形成不同步[2]。对于 1 PN 来源的胚胎，研究显示常规受精的二倍体胚胎比例要高于 ICSI[7]。2013 年的文献报道[8]，对 ICSI-1 PN 来源的胚胎进行了 13、18、21、X 和 Y 五条

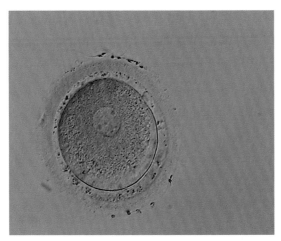

图 7.4 1 PN 受精卵（×200）

染色体分析表明，所有的 ICSI-1 PN 来源胚胎染色体均为异常，7.4% 为二倍体嵌合（diploid mosaic），16.7% 为单倍体嵌合（haploid mosaic），5.5% 为非整倍体嵌合（aneuploid mosaic），70.4% 为混乱的嵌合（chaotic mosaic）。同时，在 35.2% ICSI-1 PN 来源胚胎中检测到了 Y 染色体。因此，他们建议 ICSI-1 PN 来源胚胎不能移植。基于上述研究，以及已有 1 PN 胚胎出生的健康新生儿，多数研究者建议在没有正常受精胚胎的情况下，可以移植常规受精 -1 PN 胚胎，而需要谨慎地对待移植 ICSI-1 PN 来源胚胎[9]。

4）多 PN：多 PN "受精卵" 以 3 PN（tripronucleus）为主。在 "受精卵" 内见到 3 个原核和极体（图 7.5）。不管是常规受精还是 ICSI 受精，3 PN 的出现都是无法避免的。对于常规受精，多精受精是 3 PN 出现的主要原因；对于 ICSI 卵母细胞，第二极体未能排出可能是主要原因（其他原因包括配子带有两套单倍体，原核在形成过程中复制紊乱等）[9]。

（6）原核评分：对于正常受精卵，可以进行原核评分，原核分级标准如下[10-11]：

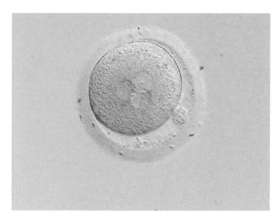

图 7.5　3 PN 受精卵（×200）

①Z1：两个原核等大，核仁数量相同（3～7个），核仁在原核的交界处呈对称的直线排列。

②Z2：两个原核等大，核仁数量相同（3～7个），核仁在原核的交界处不呈对称的直线排列。

③Z3：两个原核有差异，核仁大小或数量不同，核仁在原核的交界处不呈对称的直线排列。

④Z4：原核大小不同，原核分离，核仁在原核的交界处不呈对称的直线排列，小核仁或核仁分散。

（7）注意事项

①在移除颗粒细胞时应选择内径合适的吸管，以免损伤"受精卵"。

②操作应迅速，尽量减少培养液内温度、pH 及渗透压的波动。

三、考核

1. 操作考核

学员应在规定时间内快速移除颗粒细胞并准确判断受精情况。总分达到 95 分以上为合格（表 7.1）。

表7.1 受精检查操作考核记录表

	颗粒细胞去除干净 （5分）	是否在规定的操作时 间内（1分钟/卵）完成 （5分）	受精判断是否准确 （5分）	无菌操作 （5分）	记录准确 （5分）	得分 （分）
1						
2						
3						
4						
总分						

考生签名　　　　　　考官签名　　　　　　考核日期

2. 理论考核（可多选）

（1）进行受精检查的时间是：

    A．受精后 12 ~ 14 h

    B．受精后 16 ~ 18 h

    C．受精后 20 ~ 24 h

    D．受精后 6 ~ 8 h

（2）检查受精时看到了两个极体，未见原核的卵，可能是以下哪种情况？

    A．多精受精

    B．原核消失的受精卵

    C．受精失败

    D．未受精的卵母细胞，极体碎裂

（3）我们看到 ICSI 后 2 pb 和 1 PN，可能是以下哪种情况？

    A．孤雌激活

    B．卵胞质未成熟，不能使精子核去致密

    C．多精受精

    D．受精正常，雌雄原核形成不同步

（4）常规受精后，检查受精时移除颗粒细胞用的吸管内径以多大为宜？

    A．>200 µm

    B．>170 µm

    C．150 µm 左右

    D．<120 µm

（5）根据国际共识，ICSI 的 2 PN 受精率应不低于多少？

    A．90%

    B．80%

C.　65%

D.　50%

参考答案

（1）B

（2）BCD

（3）ABD

（4）C

（5）C

参考文献

[1] Alpha Scientist in Reproductive Medicine and ESHRE Special Interest Group of Embryology. The Istanbul consensus workshop on embryo assessment: proceedings of an expert meeting. Hum Reprod, 2011, 26, (6): 1270-1283.

[2] Payne D, Flaherty S, Swann N, *et al*. Preliminary observations on polar body extrusion and pronuclear formation in human oocytes using time-lapse video cinematography. Hum Reprod, 1997, 12(3): 532-541.

[3] Burney RO, Gebhardt J, Shu Y, *et al*. Normal pregnancy resulting from a non-pronuclear oocyte at the time of examination for fertilization. Clin Exp Obstet Gynecol, 2008, 35(3): 170-171.

[4] Feng H, Hershlag A. Fertilization abnormalities following human in vitro fertilization and intracytoplasmic sperm injection. Microsc Res Tach, 2003, 61(4): 358-361.

[5] Flaherty S, Payne D, Swarm N, *et al*. Assessment of fertilization failure and abnormal fertilization after intracytoplasmic sperm injection(ICSI). Reprod Fertil Dev, 1995, 7(2): 197-210.

[6] Levron J, Munne S, Willadsen S, *et al*. Male and female genomes associated in a single pronucleus in human zygotes. Biol Reprod, 1995, 52: 653-657.

[7] Staessen C, Van Steirteghem AC. The chromosomal constitution of embryos developing from abnormally fertilized oocytes after intracytoplasmic sperm injection and conventional in-vitro fertilization. Hum Reprod, 1997, 12: 321-327.

[8] Mateo S, Parriego M, Boada M, *et al*. In vitro development and chromosome constitution of embryos derived from monopronucleated zygotes after intracytoplasmic sperm injection. Fertil Steril, 2013(in press).

[9] 刘平, 乔杰. 医学实验室技术. 北京: 北京大学医学出版社, 2013, 90-91.

[10] Montag M, Liebenthron J, Köster M. Which morphological scoring system is relevant in human embryo development? Placenta, 2011, 32:S252-S256.

[11] Scott L. Pronuclear scoring as a predictor of embryo development. Reprod Biomed Online, 2003, 6:201-214.

第八章　胚胎移植

一、培训目的

1. 了解胚胎移植的耗材试剂。

2. 熟悉子宫的结构及人胚胎移植的流程。

3. 掌握胚胎移植的方法和注意事项。

二、培训内容

1. 仪器设备

（1）超净工作台。

（2）体视显微镜。

（3）CO_2 培养箱。

（4）热台。

2. 耗材用具

（1）胚胎移植皿。

（2）一次性 1 ml 注射器。

（3）胚胎移植管（图 8.1）。

（4）胚胎转移管。

3. 试剂

移植培养液。

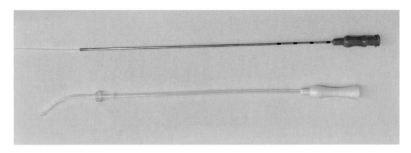

图 8.1 胚胎移植管。上为内管，下为外套管（澳大利亚，COOK）

4. 材料

鼠胚或模拟胚胎。

5. 胚胎移植的介绍

（1）子宫结构及移植管结构的介绍（结合图片和实物，图 8.2）。

（2）胚胎移植流程简介。

（3）胚胎移植的模拟培训步骤

① 胚胎装载（以 COOK，K-JETS-7019 移植管为例）：如图 8.3 所示，将总液体量控制在 15 ~ 20 μl，完成后释放胚胎，观察数目是否符

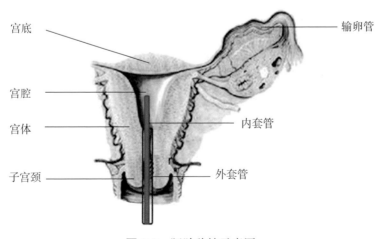

图 8.2 胚胎移植示意图

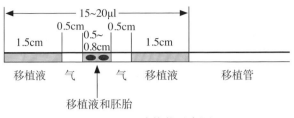

图 8.3 胚胎装载示意图

合，指导老师打分评估（如图 8.3[1] 至图 8.6 所示）。

②胚胎的转运和移植：指导老师模拟临床医生接受胚胎，配合学员练习。

③移植后检查是否有胚胎残留，指导老师打分评估。

（4）注意事项

①工作人员通过核对患者夫妇双方姓名、照片或电子及生物信息

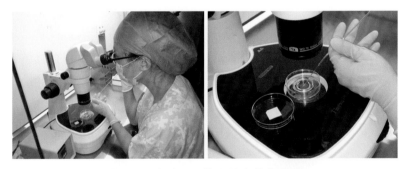

图 8.4 实验室工作人员在装载胚胎

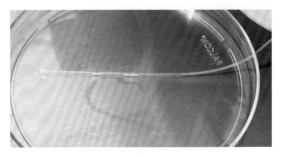

图 8.5 装载移植液的移植管

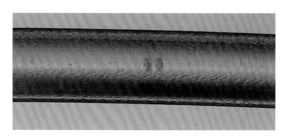

图 8.6　移植管内的胚胎（×80）

（条码和指纹等）确认患者身份后安排移植手术。

②　移植前医生、护士和实验室工作人员必须再次与患者本人核对患者夫妇双方姓名、获卵数和受精方式等信息，并告知移植胚胎情况。

③　实验室工作人员从培养箱内取出胚胎后，双人核对胚胎培养皿上的患者姓名标签无误。

④　移植管内培养液的体积对于胚胎在子宫内的黏附和成功的妊娠有重要影响[2]。胚胎移植应该采用最少量的液体，根据所使用的移植管品牌和型号不同，体积为 10 ~ 20 μl。移植时动作要轻柔，避免引起子宫收缩以及损伤内膜。在移植推注过程中推注要尽量慢，降低移植管内胚胎所受外力，从而保证胚胎质量，获得满意的临床结局[3]。

⑤　在培养箱外对胚胎进行观察和操作不可避免地会造成培养环境如温度、湿度以及 pH 的改变，进而可能对胚胎发育造成影响，因此，胚胎移植的过程中操作时间要尽可能短，以保护胚胎。

⑥　移植结束后在体视显微镜下反复抽吸液体，冲洗移植管以观察是否有胚胎遗留。

三、考核

1. 操作考核

学员装载移植管，所花费时间应小于 1 min。操作 5 次，没有胚胎丢失视为合格（表 8.1 ）。

表8.1　学员操作考核表

操作	体积 ＜20 μl	时间	胚胎是否 丢失	指导老师 签名	学员 签名
胚胎转移1					
胚胎转移2					
胚胎转移3					
胚胎转移4					
胚胎转移5					

2. 理论考核（可多选）

（1）移植培养液应该是下列哪种培养液？

　　A. 体外操作培养液

　　B. 胚胎培养液

　　C. 受精培养液

　　D. G-MOPS

（2）关于移植时推注胚胎的动作正确的是：

　　A. 为了避免胚胎残留在移植管内，推注时应尽量用力、迅速

　　B. 为了保护胚胎，推注动作应尽量轻柔

　　C. 如果使用较粗的移植管，动作应尽量迅速

　　D. 如果使用较细的移植管，动作应尽量轻柔

（3）胚胎移植时应注意以下哪些问题？

　　A. 移植前应核对患者夫妇双方姓名等信息，确保无误

　　B. 移植后应检查移植管内是否有胚胎残留

　　C. 移植时应核对移植胚胎数目

D．为了避免移植差错，移植顺序一旦确定后应尽可能不再更改

（4）如何降低患者多胎妊娠的风险？

A．减少移植胚胎数

B．选择性单囊胚移植

C．由于40岁以上的患者妊娠率低，所以对于40岁以上的患者，没必要限制移植胚胎数

D．全部患者实行单囊胚移植

（5）将胚胎从移出培养箱到放入子宫，操作时间多长为宜？

A．1 min

B．2 min

C．为了减少体外操作对胚胎的不良影响，应尽可能缩短操作时间

D．5 mim 以内

参考答案

（1）B

（2）B

（3）ABCD

（4）AB

（5）C

参考文献

[1]　刘平, 乔杰. 医学实验室技术. 北京: 北京大学医学出版社 , 2013: 114.

[2]　Montag M, Kupka M, van der Ven K, *et al.* Embryo transfer on day 3 using low versus high fluid volume. Eur J Obstet Gynecol Reprod Biol, 2002, 102(1): 57-60.

[3]　Dessolle L. Improving of pregnancy rate by modifying embryo transfer technique. Fertil Steril, 2010, 94(4): e68; author reply e69.

第九章　胚胎的冻融

一、培训目的

1. 了解低温损伤的原理和常用冷冻保护剂的种类。
2. 熟悉常用的胚胎冻融方法、设备及耗材试剂。
3. 掌握胚胎玻璃化冷冻和解冻的操作步骤和注意事项。

二、培训内容

1. 低温损伤原理

　　细胞在低温保存过程中将经历剧烈的温度变化和物理变化，容易造成细胞的损伤和死亡。这些致损性变化主要表现在渗透性损伤与休克、过冷现象和冰晶的形成等几个方面。

　　（1）渗透性损伤与休克（osmotic injury and shock）：细胞膜是一种选择透过性的生物膜。物质跨膜运输的速度与方向取决于膜两侧的浓度差（渗透压）和（或）膜对该物质的选择透过性[1]。

　　在冷冻过程中，当胚胎内的渗透压低于胚胎外的渗透压时，胚胎内的水分向外渗透，即胚胎脱水。当细胞脱水到一定程度时，细胞皱缩并暴露于高浓度的溶质和离子中而受到损伤，即细胞内渗透性损伤（intracellular osmotic injury）。在解冻的过程中，细胞中的冷冻保护剂的渗透压要高于细胞外液，细胞外液中的水分会通过细胞膜向细胞内快速渗入。当细胞内渗入的水超过细胞膜膨胀限度时，细胞膜胀破，进而造成细胞的损伤和死亡，即渗透性休克（osmotic shock）[2]。

（2）过冷现象（super cooling）：过冷现象是指水或溶液结晶时的实际结晶温度低于理论结晶温度的现象。具体表现为在一定压力下，水或溶液的温度低于该压力下溶液的结晶温度，而溶液依然不结晶凝固的现象，此时的液体称为过冷液体[3]。这是一个不稳定的状态，过冷液体要结晶，需要先在溶液中的任何一个区域内形成一个小的冰核，此时溶液才开始触发结晶。过冷现象对胚胎的损伤主要表现在两个方面，一个方面是过冷液体的自发结晶所释放的能量会使周围的液体温度发生大幅度的变化而对胚胎造成损害；另一个方面是非控制性无规律结晶，造成细胞或胚胎内水分形成大的冰晶，导致胚胎的损伤和死亡。因此，在冷冻过程中，应根据冷冻液的溶质计算出液体冷冻结晶点的降低数值，人为诱导结晶（植冰，seeding），以减少过冷现象对细胞或胚胎的损伤。

植冰就是用人工的方法，诱导溶液内冰晶的形成，以减少过冷现象对胚胎的损害。

（3）冰晶的形成（ice formation）：在冷冻过程中，胚胎内的水和胚胎外的溶质会随着温度的降低，由液态变为固体状态（即结冰）。在温度降低的过程中，胚胎内部的水或溶质内部的水会首先形成树枝状（尖锐）的冰晶。冰晶会随着温度的进一步降低而不断地生长和相互融合，形成一个较大的冰晶。细小的冰晶对胚胎的损伤概率很低或没有，但较大的冰晶会对胚胎的细胞膜和胚胎内部的细胞器、细胞骨架和细胞核等造成不可逆的损伤，进而导致胚胎的死亡。在一定的温度范围内（$-50 \sim -4 \, ℃$），冰晶的大小与冷冻速度有关[4]。因此，在冷冻过程中，可以先减少细胞内的水分以减少细胞内冰晶的形成，再合理、有效地通过冰晶形成的温度范围，避免形成大冰晶而对细胞和胚胎造成损伤。

2. 冷冻保护剂（介绍）

研究者们为了减少胚胎内冰晶的形成和渗透性损伤，在胚胎冷冻过程中常常加入一些溶质作为保护，即冷冻保护剂。冷冻保护剂可以维持胚胎内外的渗透压平衡，降低大冰晶的形成和高溶质浓度对胚胎的损害，提高胚胎在冷冻和复苏过程中的存活率和完整率。

根据作用机制，可将冷冻保护剂分为渗透性冷冻保护剂和非渗透性冷冻保护剂。

渗透性冷冻保护剂主要是一些小分子化学物质。它们可以经过细胞膜进入细胞内部，维持细胞内外的渗透压，增加细胞质的黏度，降低细胞内大冰晶的形成。渗透性冷冻保护剂有甘油（glycerol，Gly）[5]、二甲基亚砜（dimethyl sulfoxide，DMSO）[6]、丙二醇（propanediol，PROH）[7]、乙二醇（ethylene glycerol，EG）[8]和甲醇[9]等。

非渗透性冷冻保护剂主要是一些大分子化学物质。它们不能穿过细胞膜，所以在胚胎冷冻过程中，它们主要在胚胎的细胞外，通过增加细胞外液的黏度和提高细胞外面的渗透压，进而促使细胞内的水分外流，以减少胚胎内部的水分，从而减少细胞内大冰晶的形成。非渗透性冷冻保护剂主要有蔗糖（sucrose）[10]、聚蔗糖（ficoll）[11]、海藻糖（trehalose）[12]、棉籽糖（raffinose）[13]、白蛋白（albumin，ALB）[14]和聚乙烯吡咯烷酮（polyvinylpyrrolidone，PVP）[15]等。

除了上述两大类冷冻保护剂外，还有一些化学类物质和蛋白质作为冷冻保护剂。例如，研究者利用细胞松弛素 B（cytochalasin B）和细胞松弛素 D（cytochalasin D）来处理冷冻前的哺乳动物卵母细胞可以提高复苏率和妊娠率[16]。有些研究者则利用从各种生物体中提取的抗冻蛋白（antifreeze protein，AFP）[17]作为冷冻保护剂。

3. 常用的冷冻方法

经过近三十年的发展，根据不同的冷冻剂、冷冻速率和冷冻程序出现了不同的冷冻方法。

（1）玻璃化冷冻：玻璃化冷冻是将高浓度的低温保护剂在超低温环境下由液态直接冻结为无结构的极其黏稠的玻璃状态。在玻璃化冷冻过程中，由于玻璃化溶液的浓度较高，渗透性冷冻保护剂在短时间内达到细胞内外的浓度平衡，将细胞内部大部分水置换，从而避免了细胞外冰晶形成引起的理化损伤以及细胞内形成的冰晶对细胞的机械性损伤。玻璃化冷冻于 1985 年由 Rall 和 Fahy[18] 首先用于保存小鼠胚胎。玻璃化冷冻液一般是由甘油、二甲基亚砜、乙二醇和丙二醇四种渗透性保护剂随意组合而成的。玻璃化冷冻的载体主要有冷冻细管法、微滴法、开放式毛细玻璃管法、电子显微镜铜网法、固体表面玻璃化法、冷环玻璃化法 [19] 及开放式拉长塑料细管法 [20] 等。

（2）程序冷冻法：该方法主要是利用冷冻保护剂将配子或胚胎进行缓慢冷冻，降温速率控制在 0.2～0.8 ℃ /min。通常在程序化慢速冷冻液中含有细胞渗透性冷冻保护剂和非细胞渗透性保护剂。在室温下，在低浓度的冷冻保护剂溶液中预平衡，然后再放置在终浓度的冷冻液中，再在冷冻仪内预设程序下降温。在降温的过程中使细胞充分脱水，一般在 –8～–6 ℃时植冰。具体操作为将棉签的一端浸入在液氮中，然后迅速地拿出棉签，并将其停靠在远离胚胎的冷冻麦管管壁或冷冻管管壁上数秒，使接触部位区域结冰。冰晶一旦形成，就会启动结晶程序，从植冰部位向外扩散。目前世界上较一致认为 – 7 ℃为最佳植冰温度，再以 0.3 ℃ /min 的速度待温度降至 –70～–35 ℃后将其投入液氮中。该方法的优点是冷冻保护剂浓度低，对胚胎的损伤小，冷冻效果好，复苏率高。但本法需要复杂的降温设备，冷冻时间比较长。

玻璃化冷冻与程序化冷冻的比较见表 9.1。

表9.1 玻璃化冷冻与程序化冷冻的比较

	程序化冷冻	玻璃化冷冻
冷冻液浓度	低	高
冷冻液体积	大	小
降温速率	慢（控制降温速度）	快（2500～30 000 ℃/min）
冰晶形成	有	无
购买冷冻仪器	需要	不需要
胚胎复苏率	约70%	＞90%
冷冻胚胎发育阶段	卵裂期胚胎	卵裂期胚胎和囊胚等
胚胎污染风险	小	大或小 （取决于载体的使用）

4. 玻璃化冷冻

（1）冷冻操作的风险

①人员风险：液氮造成冻伤和缺氧。

②患者风险：胚胎丢失或损伤。

③胚胎风险：温度波动或冷冻保护剂暴露过多对胚胎有潜在风险。

（2）玻璃化冷冻的原则

①玻璃化冷冻要求从胚胎中快速移除水分，以便在整个冷冻过程中不会形成冰晶。这可以通过渗透性和非渗透性冷冻保护剂来达成。

②复温速率应该比降温速率快。一开始复温，应该越快越好（＜2 s），以避免冰晶形成。

③转移胚胎时要特别小心，以防止冰晶形成和胚胎丢失。

④没有经验的新人应用"模拟胚胎"来进行培训，主要培训其操作的速度和准确度。

（3）玻璃化冻融胚胎操作过程（演示）

1）仪器设备

①液氮罐（图9.1）。

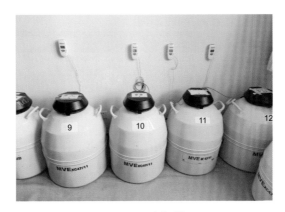

图 9.1　液氮罐

② CO_2 培养箱。

③ 超净工作台。

④ 体视显微镜（有热台）。

2）耗材料和用具

① 四孔培养皿。

② 巴斯德吸管。

③ 胚胎转移管。

④ 玻璃化冷冻载体（图 9.2）。

⑤ 液氮容器（图 9.3）。

⑥ 计时器。

⑦ 冷冻标签。

3）实验材料：鼠胚。

4）冷冻步骤[21]

① 冷冻前半小时将冷冻液从冰箱中取出，恢复到室温或 37℃（根据试剂盒要求）。

② 液滴制备（图 9.4、图 9.5A）。

③ 准备载杆：准备冷冻标签。在冷冻标签上应注明患者夫妇双方

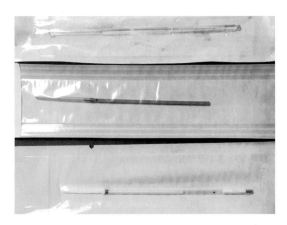

图 9.2　玻璃化冷冻载体

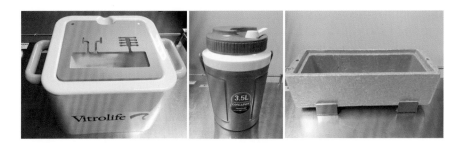

图 9.3　液氮容器

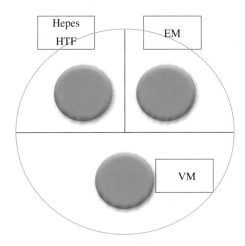

图 9.4　玻璃化冷冻液滴制备（以北京大学第三医院生殖中心 IVF-ET 实验室操作为例）

姓名、冷冻日期和冷冻号等信息。将标签贴于载杆合适处（图 9.5B）。

　　④ 核对冷冻标签与培养皿标签上的患者夫妇双方姓名（图 9.5C），无误后方能开始冷冻，并将胚胎移入 Hepes/HTF 液中，平衡 1 min（图 9.5 D、E）。

　　⑤ 将胚胎转入平衡液（equilibrium medium，EM）。胚胎在平衡液

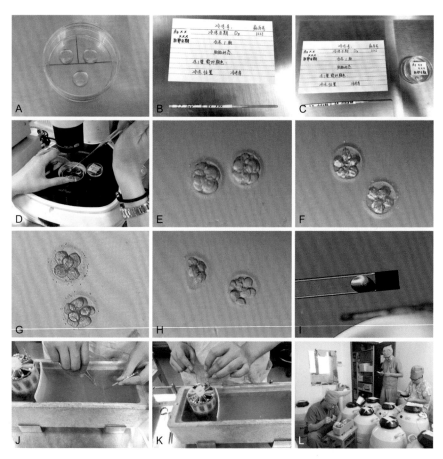

图 9.5　胚胎玻璃化冷冻操作步骤。A. 准备冷冻操作皿。B. 核对冷冻记录及冷冻标签上的信息是否一致，将冷冻标签贴在冷冻载杆上。C. 取出胚胎核对患者信息无误。D. 将胚胎转入冷冻操作皿内，按照冷冻步骤转移胚胎，进行冷冻。E. Hepes HTF 中的胚胎。F、G. EM 中的胚胎。H. VM 中的胚胎。I. 将胚胎装载至冷冻载杆上。J. 将胚胎迅速浸入液氮中，在液氮中套上载杆帽。K. 将封闭好的载杆投入液氮容器内临时保存。L. 冷冻结束后，将胚胎转移至胚胎库

中会发生一系列变化，进入液滴后会漂于液滴上层，并迅速皱缩。操作者此时应吹洗几次胚胎，直至其沉入液滴的底部。在之后的时间内（5～10 min），皱缩的胚胎会慢慢恢复原形。操作者应在显微镜下观察，完全恢复时将胚胎转入玻璃化培养基（vitrification medium，VM）中（图9.5F、G）。

⑥ 转入VM中后，将胚胎迅速与液体充分混匀直至沉底，再将其转移至载杆上（图9.5I、图9.6），迅速投入液氮。此过程控制在1 min之内（以试剂盒要求时间为准）。注意液滴容量，控制在2～3 μl。在液氮中装好外套管（图9.5J）。

⑦ 将冷冻好的所有载杆按照预先排好的位置放于液氮罐中储存并做相关记录（图9.5K、L）。

5）解冻步骤（图9.7）

① 解冻前半小时将冷冻液从冰箱中取出，恢复到室温。

② 根据试剂盒要求进行液体制备。

③ 核对患者信息及冷冻记录，将胚胎从胚胎库转移至实验室。

④ 准备解冻液，贴好姓名标签。

⑤ 解冻步骤

　　A.从液氮罐中取出要解冻的载杆。

　　B.在液氮中将载杆的外套管去除，迅速拿出液氮并迅速浸入T1中晃动，直至胚胎完全沉入液滴中，此过程应在2 s内完成。

　　C.按照试剂盒说明，依次将胚胎转入解冻液中直至完成。

　　D.解冻完成后将胚胎转移至培养液微滴内，洗涤数次后，置于CO_2培养箱内培养。

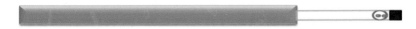

图9.6　胚胎的装载示意图

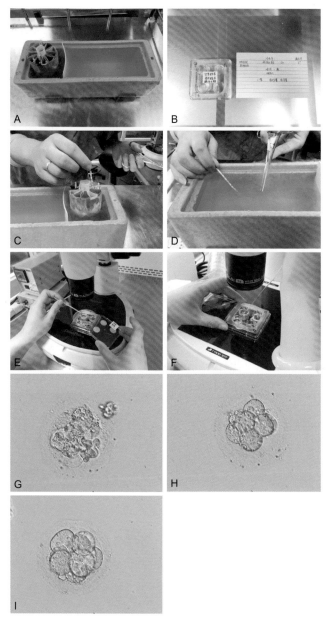

图 9.7 胚胎玻璃化解冻操作步骤。A.将胚胎从胚胎库转运至实验室。B.准备解冻液，将姓名标签贴在解冻皿上。C.核对冷冻载杆上患者夫妇双方姓名等信息，确保无误。D.在液氮中摘除载杆帽。E.迅速将载杆从液氮中取出，使装载胚胎的部分浸没在解冻液内，使胚胎从载杆上脱落。F.按照解冻程序在解冻液之间转移胚胎。G.T1 中的胚胎。H.T2 中的胚胎。I.T3（Hepes HTF）中的胚胎

（4）操作培训

① 以鼠胚或废弃人类胚胎为材料，在指导老师的监督下，完成整套冷冻 / 解冻过程 5 遍。

② 独立完成整套冷冻 / 解冻过程，练习直至操作熟练。

③ 不断练习，直至胚胎回收率 100%，复苏率 >90%。

三、考核

1. 玻璃化冷冻操作考核

（1）胚胎的装载和回收：回收率 100%，总分 95 分为合格（表 9.2）。

表9.2　胚胎的装载和回收考核表

操作	胚胎装载（2枚胚胎/次）			胚胎回收	得分
	胚胎 无丢失（5分）	装载位置 正确（5分）	液体体积 1～3 μl（5分）	无丢失 （5分）	
1					
2					
3					
4					
5					
总分					

考生签名_____考官签名_____是否合格_____考核日期_____

（2）胚胎存活率 ＞90% 为合格（表 9.3）。

表9.3　胚胎存活率考核表

操作	冷冻胚胎数	存活胚胎数	存活率（%）
1	2		
2	2		
3	2		
4	2		
5	2		
总数	10		

考生签名＿＿＿＿＿＿考官签名＿＿＿＿＿＿是否合格＿＿＿＿＿＿考核日期＿＿＿＿＿

2. 理论考核（可多选）

（1）以下属于渗透性保护剂的是：

　　A. 蔗糖

　　B. 海藻糖

　　C. 二甲基亚砜

　　D. 乙二醇

（2）以下对玻璃化冷冻的描述**错误**的是：

　　A. 使用开放式载体比封闭式载体降温速度快，并且没有胚胎污染的风险

　　B. 冷冻机制是从胚胎中快速移除水分，以便在整个过程中不会形成冰晶

　　C. 需要购买昂贵的降温设备

　　D. 冷冻过程时间短

（3）人工植冰的目的是：

　　A. 避免大冰晶的形成

　　B. 避免重结晶

C．避免胚胎的渗透性休克

D．减少过冷现象对胚胎的损伤

（4）以下关于冷冻载体的描述**不正确**的是

A．开放保存载体的降温速度低于封闭保存载体

B．开放保存载体的降温速度高于封闭保存载体

C．开放保存载体的缺点是存在经由液氮传递的污染的风险

D．载体的选择可根据实际情况，不必做硬性要求

（5）程序化冷冻的特点**不正确**的是

A．冰晶形成造成的机械损伤是造成胚胎损伤的重要因素

B．相对于玻璃化冷冻，冷冻保护剂的浓度低

C．缺点是需要复杂的降温设备，冷冻时间比较长

D．冷冻保护剂的改善，可以不用植冰

参考答案

（1）CD

（2）AC

（3）AD

（4）A

（5）D

参考文献

[1] Sherman JK, Liu KC. Cryo injury and cryo protection of rough endoplasmic reticulum. Anatomical Record, 1973, 175(2): 440-441.

[2] Spindler R, Rosenhahn B, Hofmann N, *et al*. Video analysis of osmotic cell response during cryopreservation. Cryobiology, 2012, 64(3):250-260.

[3] Cha SK, Kim BY, Kim MK, *et al*. Effects of various combinations of cryoprotectants and cooling speed on the survival and further development of mouse oocytes after vitrification. Clin Exp Reprod Med, 2011, 38(1):24-30.

[4] Moore E, Molinero V. Structural transformation in supercooled water controls the crystallization rate of ice. Nature, 2011, 479: 506-508.

[5] Polge C, Smith AU, Parkes AS. Revival of spermatozoa after vitrification and dehydration at low temperatures. Nature, 1949, 164(4172): 666.

[6] Morley P, Whitfield JF. The differentiation inducer, dimethyl sulfoxide , transiently increases the intracellular calcium ion concentration in various cell types. J Cell Physiol, 1993, 156(2): 219-225.

[7] Larman MG, Katz-Jaffe MG, Sheehan CB, et al. 1, 2-propanediol and the type of cryopreservation procedure adversely affect mouse oocyte physiology. Hum Reprod, 2007, 22(1):250-259.

[8] Kopeika J, Kopeika E, Zhang T, et al. Studies on the toxicity of dimethyl sulfoxide, ethylene glycol, methanol and glycerol to loach(Misgurnus fossilis)sperm and the effect on subsequent embryo development. Cryo Letters, 2003, 24(6): 365-374.

[9] Bozkurt Y, Yavas I, Bucak MN, et al. Effect of different cryoprotectants (glycerol, methanol and dimethyl sulfoxide) on post-thaw quality, viability, fertilization ability and DNA damage of cryopreserved Nile Tilapia(Oreochromis niloticus). Spermatozoa. Cryo Letters, 2019, 40(1):11-17.

[10] Al Yacoub AN, Gauly M, Holtz W. Is sucrose required in open pulled straw (OPS) vitrification of mouse embryos? Cryo Letters, 2013, 34(5): 466-470.

[11] Lagares MA, Castanheira PN, Amaral DC, et al. Addition of ficoll and disaccharides to vitrification solutions improve in vitro viability of vitrified equine embryo. Cryo Letters, 2009, 30(6): 408-413.

[12] Coello A, Campos P, Remohí J, et al. A combination of hydroxypropyl cellulose and trehalose as supplementation for vitrification of human oocytes: a retrospective cohort study. J Assist Reprod Genet, 2016, 33(3):413-421.

[13] Iwata H, Hayashi T, Sato H, et al. Modification of ovary stock solution with magnesium and raffinose improves the developmental competence of oocytes after long preservation. Zygote, 2005, 13(4):303-308.

[14] Dadparvar M, Wagner S, Wien S, et al. Freeze-drying of HI-6-loaded recombinant human serum albumin nanoparticles for improved storage stability. Eur J Pharm Biopharm, 2014, 88(2):510-517.

[15] Xu WJ, Liu Y, Shi LL, et al. In vitro dissolution and physicochemical characterizations of novel PVP-based solid dispersions containing valsartan prepared by a freeze-drying method. Pak J Pharm Sci, 2014, 27(6):1799-1804.

[16] Franco M, Hansen PJ. Effects of hyaluronic acid in culture and cytochalasin B treatment before freezing on survival of cryopreserved bovine embryos produced in vitro. In Vitro Cell Dev Biol Anim, 2006, 42(1-2):40-44.

[17] Wang JH, Bian HW, Zhang YX, et al. The dual effect of antifreeze protein on cryopreservation of rice(Oryza sativa l.)embryogenic suspension cells. Cryo Letters, 2001, 22(3):175-182.

[18] Rall WF, Fahy GM. Ice-free cryopreservation of mouse embryos at-196 degrees C by

vitrification. Nature, 1985, 313(6003): 573-575.

[19] Liebermann J, Tucker MJ. Effect of carrier system on the yield of human oocytes and embryos as assessed by survival and developmental potential after vitrification. Reproduction, 2002, 124(4): 483-489.

[20] Liebermann J, Tucker MJ, Sills ES. Cryoloop vitrification in assisted reproduction: analysis of survival rates in＞1000 human oocytes after ultra-rapid cooling with polymer augmented cryoprotectants. Clin Exp Obstet Gynecol, 2003, 30(2-3): 125-129.

[21] 刘平, 乔杰. 医学实验室技术. 北京: 北京大学医学出版社, 2013, 136-137.

第十章　IVF-ET实验室记录的保存和数据管理

一、培训目的

1. 了解实验室记录的保存和数据管理的意义。

2. 熟悉实验室数据的临床意义。

3. 掌握实验室记录的正确书写方法，数据的记录、检索和基本数据分析。

二、培训内容

1. 临床步骤介绍

（1）病例的阅读和实验室信息的提取。

（2）实验室记录的书写。

① 取卵记录。

② 精液处理记录。

③ 受精记录：常规 IVF/ICSI。

④ 受精检查记录。

⑤ 胚胎培养记录。

⑥ 移植记录。

⑦ 冷冻记录。

⑧ 囊胚培养记录。

⑨ 胚胎解冻记录等。

（3）实验室基本文本工作的完成：冷冻标签的准备及知情同意书的填写等。

（4）实验室数据的计算机输入。

（5）实验室数据的检索。

（6）实验室数据的分析。

① 获卵数：指临床医生取卵手术穿刺卵泡后，胚胎培养师进行拾卵操作所获得的卵母细胞数。

② 正常受精：指精子与卵母细胞结合后 16 ~ 18 h 出现 2 个原核的现象。

③ 正常受精率：常规 IVF：2 PN 数 / 获卵数 × 100%；ICSI：2 PN 数 /M Ⅱ 卵数 × 100%。

④ 异常受精：指精子与卵母细胞结合后 16 ~ 18 h 出现 1 个或 3 个及 3 个以上原核的现象。

⑤ 正常受精卵裂率：2 PN 卵裂 /2 PN 受精数 × 100%。

⑥ 可利用胚胎率：可利用胚胎数（移植胚胎 + 冷冻胚胎）/ 卵裂数 × 100%。

⑦ 囊胚形成率：囊胚数 / 培养胚胎数 × 100%。

⑧ 胚胎存活率（或复苏率）：解冻后存活的胚胎（解冻后损伤 ≤ 50% 的胚胎）数 / 解冻胚胎数 × 100%。

⑨ β -hCG 阳性率：β -hCG 阳性周期数 / 移植周期数 × 100%。

⑩ 临床妊娠率：临床妊娠周期数 / 移植周期数 × 100%。

⑪ 胚胎种植率（着床率）：孕囊数 / 移植胚胎数 × 100%。

⑫ 活产率：活产周期数 / 移植周期数 × 100%。

2. 模拟训练

（1）完整跟踪实验室的所有流程，熟悉从交接班、病历准备、精子制备到胚胎移植和冷冻等所有环节。全程由指导老师进行讲解，要求学员可完整复述所有的操作流程，并了解每项文本记录的意义，根据掌握熟练度决定培训时间。

（2）指导老师演示每个环节的记录过程，学员模拟参与记录所有文本工作，重复3~5次完整流程，要求跟上指导老师的记录速度，记录数据准确无误，由指导老师进行考核记录准确率和速度。

（3）指导老师演示数据库录入过程，学员将所有数据录入数据库中，重复3~5次完整流程，由指导老师根据原始记录考核数据录入准确率和速度。

（4）指导老师演示数据库检索过程，学员从数据库中检索10例患者信息，并与实验室原始记录进行比对。

（5）指导老师讲解正常受精率和受精率等统计数据的意义，学员根据要求独立检索数据库并进行计算。

3. 注意事项

（1）数据输入应完整、准确、及时，数据管理不善会导致混乱。数据出错会提供错误信息，影响治疗决策。

（2）数据检索：准确、及时。

（3）数据处理：提取数据并处理。

（4）实验室记录的书写应作为学员最先培训的内容，因为它可以让学员：

① 在不接触实际临床工作的情况下通过跟踪患者的整个实验室流程，可以更好地理解IVF过程。

② 可以与其他胚胎学家熟悉起来。

③ 可以尽快地熟悉实验室环境。

三、考核

1. 实践考核

见表 10.1。

表10.1　保存记录和数据管理操作模拟培训记录表

内容	速度	准确率	学员签名	指导老师签名
跟踪流程：胚胎观察				
数据录入				
数据库检索				
数据分析				

2. 理论考核

（1）原始数据是指：

    A. 用于推导其他记录的确定的未经处理过的记录

    B. 输入数据库的数据

    C. 患者文件夹储存的数据

    D. 年终总结报表上的数据

（2）可利用胚胎率是指：

    A. 患者移植胚胎占所有胚胎的比例

    B. 患者所有胚胎中优质胚胎的比例

    C. 患者可利用的胚胎占形成的胚胎的比例

    D. 患者冷冻的胚胎占形成胚胎的比例

（3）实验室记录的保存和数据管理的重要意义在于：

    A. 便于进行实验室质量控制

    B. 便于及时总结和发现问题

    C. 患者再次 IVF 时便于回顾治疗历史和做出有针对性的处置

    D. 以上全是

（4）每个患者累积妊娠率是指：

    A. 移植所有胚胎的妊娠率

    B. 新鲜移植后的妊娠率

    C. 新鲜移植的妊娠加上来自该周期的冷冻胚胎移植妊娠率

    D. 在整个治疗过程中患者妊娠的概率

（5）累积妊娠率 / 周期是指：

    A. 新鲜移植后的妊娠率

    B. 新鲜移植的妊娠率加上来自该周期的冷冻胚胎移植妊娠率

    C. 在整个治疗过程中患者妊娠概率

    D. 一段时间内取卵周期中临床妊娠患者的比例

参考答案

    （1）A

    （2）C

    （3）D

    （4）D

    （5）B

第十一章　患者准备和时间安排

一、培训目的

1. 了解 IVF-ET 及 FET 周期的患者药物治疗及手术时间安排。
2. 熟悉卵巢刺激、卵母细胞成熟、胚胎发育及胚胎解冻时间表。

二、培训内容

1. 卵巢刺激

（1）GnRH-a 激动剂方案：是目前控制性促排卵中使用最普遍的方案。根据用 GnRH-a 及 Gn 用药情况，可分为超长方案、长方案、短方案和超短方案等。

经典长方案从前一个月经周期的黄体期中期开始使用 GnRH-a，垂体达到降调节时再开始用外源性促性腺激素（Gn）促排卵。根据卵泡数目、直径和黄体生成素（luteinizing hormone，LH）和雌二醇调整 Gn 的用量。用药时间一般为 10～15 天。当主导卵泡直径达到 18 mm 时，注射 hCG，36～38 h 后取卵。长方案如图 11.1 所示。

GnRH-a 超长方案是月经第 1～3 天注射长效 GnRH-a 30 天左右，根据血清性激素及超声情况，启动 Gn 或再次使用激动剂。常用于子宫内膜异位症或子宫腺肌病患者（图 11.2）。

GnRH-a 短方案通常于月经第 2 天开始使用短效激动剂，直至注射

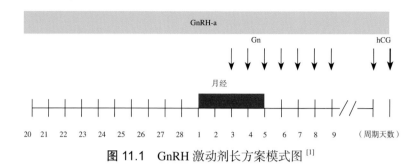

图 11.1　GnRH 激动剂长方案模式图[1]

图 11.2　GnRH 激动剂超长方案模式图[1]

hCG 日，月经第 3 天开始用 Gn 促排卵（图 11.3）。

　　GnRH-a 超短方案也是利用 GnRH-a 的"点火"作用，通常于月经第 2 天开始使用短效激动剂，第 3 天开始用 Gn 促排卵，使用 Gn 的第 4 天停用短效激动剂。超短方案大多应用于卵巢储备差的患者（图 11.4）。

　　（2）GnRH 拮抗剂（GnRH antagonist，GnRH-A）方案：GnRH 拮

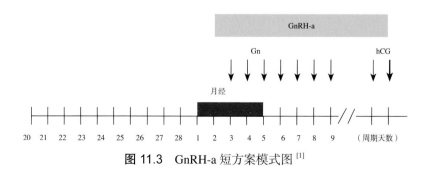

图 11.3　GnRH-a 短方案模式图[1]

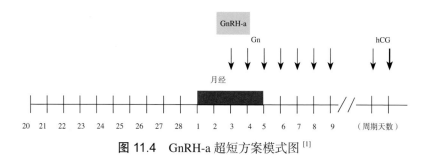

图 11.4　GnRH-a 超短方案模式图 [1]

抗剂方案是采用 GnRH 拮抗剂抑制提前出现的内源性 LH 峰控制性促排卵。月经第 2～4 天始用，或 Gn 使用第 6 天促排卵，当主导卵泡接近 13 mm 时开始注射 GnRH 拮抗剂直至 hCG 日（图 11.5）。

2. 卵母细胞的成熟

GV 期：卵胞质内可见生发泡。

M I 期：卵胞质内生发泡消失，未见第一极体。

M II 期：卵胞质内生发泡消失，可见第一极体。

3. 胚胎发育

本章仅介绍胚胎发育中重要的时间点。

（1）合子：受精评估时间为受精后 16～18 h。卵母细胞排出第二极体，卵胞质内出现两个原核（2 PN）（图 11.6A）。

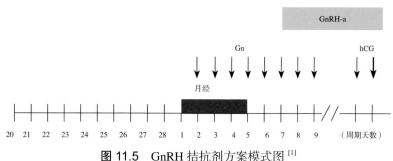

图 11.5　GnRH 拮抗剂方案模式图 [1]

（2）卵裂期胚胎（图 11.6B、C）：卵裂期胚胎评估的主要指标之一是特定时间胚胎发育的细胞数是否合适。一般在受精后 23 ± 1 h，合子的原核消失；26 ± 1（ICSI 周期）/28 ± 1（IVF 周期）胚胎分裂达到 2 细胞阶段；44 ± 1 h，胚胎达到 4 ~ 5 细胞阶段；68 ± 1 h，胚胎达到 8 ~ 9 细胞阶段[2]。胚胎分裂过快或过慢都可能降低胚胎植入潜能。除此之外，胚胎质量的评价还包括卵裂球大小、碎片及多核。

具体卵裂期胚胎质量评估标准各个实验室有所不同。

（3）囊胚期：受精后的第 5 — 6 天，胚胎应发育至囊胚期。囊胚的主要评估指标包括囊胚腔大小、内细胞团及胚滋养层细胞的多少及排列等多个要素（图 11.6D）。

4. 解冻胚胎

在解冻周期胚胎解冻时间安排的原则是：在子宫内膜准备符合要求（排卵期厚度不低于 7 mm）的月经周期按照排卵日 / 黄体酮启用日为胚胎 D0，准备解冻相应发育天数的胚胎，囊胚移植均安排在 D5。

（1）自然周期：对于月经周期规律、排卵规则及内膜生长良好的患者，以月经周期第 10 天左右起进行卵泡监测，必要时检查血雌激素、LH 和孕酮以确定排卵 / 卵泡黄素化时间。符合移植标准者排卵或卵泡黄素化后第 3 天解冻 D3 冻存胚胎，或者排卵后或卵泡黄素化第 5 天解冻囊胚移植（无论 D5/D6 囊胚）。

（2）人工周期：对于排卵障碍、月经不规律或者自然周期内膜或者卵泡发育欠佳患者，自月经周期第 3 天起加用雌激素，采用 B 超监测内膜厚度，符合要求时使用孕激素进行内膜转化，根据待移植胚胎发育阶段，安排解冻时机。

（3）促排卵周期：对于月经周期不规律、自然周期卵泡生长欠佳的患者，可选择促排卵周期，解冻时机安排与自然周期相同。

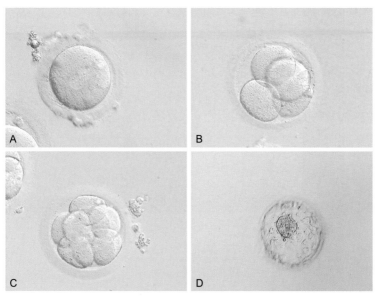

图 11.6　合子及各发育时期胚胎形态（图片来自上海市第一妇婴保健院生殖医学胚胎实验室）。A. 2 PN 期。B. 4 细胞期。C. 8 细胞期。D. 囊胚期

三、培训及考核

1. 培训步骤

（1）指导老师讲解常见卵巢刺激方案时间表、胚胎发育及手术安排原则。

（2）学员分析已完成病例，并填写培训表（表 11.1、表 11.2）。

表11.1 患者IVF周期准备和时间安排培训表

病例编号	周期类型	用药	促排天数	扳机指征	扳机时间	取卵时间	受精时间	原核观察时间	4细胞时间	8细胞时间	囊胚时间
1											
2											
3											
4											
5											

表11.2 解冻时间安排表

病例编号	周期类型	用药	胚胎/囊胚	解冻日期
1				
2				
3				
4				
5				

2. 理论考核（可多选）

（1）卵巢过度刺激综合征的高危因素有哪些？

    A. 获卵母细胞数大于 25 个

    B. 雌二醇超过 20 000 IU/ml

    C. hCG 扳机

    D. 多囊卵巢综合征

（2）关于常规受精的时间正确的是：

    A. 取完卵后即可受精

    B. hCG 注射后 40 h

    C. 下午 1 点

    D. 下午 3 点

（3）胚胎学家需要了解患者管理的原因是：

    A. 确保临床医师遵守流程

    B. 有利于晋升

    C. 便于他们理解实验室发生的现象

    D. 便于临床和实验室进行沟通

（4）自然周期 FET 应注意什么？

    A. 在 B 超下监测排卵

    B. 监测 LH 峰

    C．黄体支持

    D．关注内膜厚度

（5）GnRH 拮抗剂的作用是：

    A．促进垂体释放 LH 和相关激素

    B．降调 LH 生成

    C．抑制 LH 峰

    D．刺激 FSH 合成

参考答案

（1）ABCD

（2）B

（3）CD

（4）ABCD

（5）C

参考文献

[1] 李蓉, 乔杰. 生殖内分泌疾病诊断与治疗. 北京：北京大学医学出版社，2013: 363-364.

[2] 中华医学会生殖医学分会第一届实验室学组. 人类体外受精-胚胎移植实验室操作专家共识(2016). 生殖医学杂志, 2017, 26:1-8.